远离强迫

主　　编　闫　俊
编　　者（按姓氏笔画排列）
文　晏　闫　俊　李　刚
李　恒　孟根花

北京大学医学出版社

YUANLI QIANGPO

图书在版编目（CIP）数据

远离强迫/闫俊主编．—北京：北京大学医学出版社，2011.1（2017.8 重印）

ISBN 978-7-5659-0037-2

Ⅰ．①远… Ⅱ．①闫… Ⅲ．①强迫症—诊疗 Ⅳ．①R749.99

中国版本图书馆 CIP 数据核字（2010）第 247062 号

远离强迫

主　　编：闫　俊

出版发行：北京大学医学出版社

地　　址：（100191）北京市海淀区学院路 38 号　北京大学医学部院内

电　　话：发行部 010－82802230；图书邮购 010－82802495

网　　址：http：//www.pumpress.com.cn

E - mail：booksale@bjmu.edu.cn

印　　刷：北京瑞达方舟印务有限公司

经　　销：新华书店

责任编辑：药　蓉　　**责任校对**：金彤文　　**责任印制**：张京生

开　　本：880mm×1230mm　1/32　　**印张**：6.25　　**字数**：167 千字

版　　次：2011 年 1 月第 1 版　2017 年 8 月第 3 次印刷

书　　号：ISBN 978-7-5659-0037-2

定　　价：18.00 元

前 言

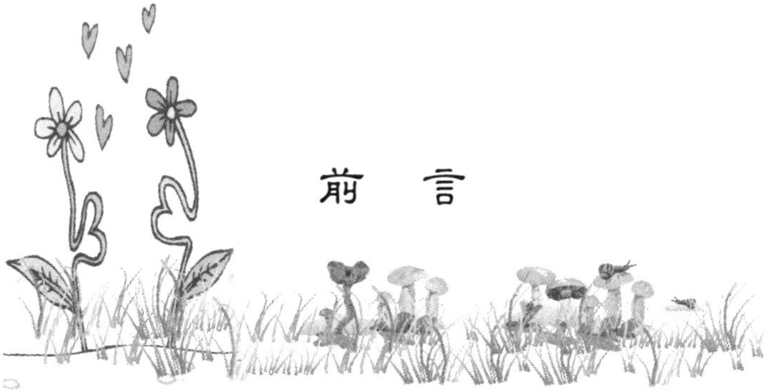

某一天，我七岁女儿的口中突然冒出“强迫症”这个词，并且还摆出一副正正经经向我说教的样子。我这才突然发现我太热爱我的工作了。近五年来，我每日都和各种强迫症病友一起并肩作战，我为他们的开心而开心，为他们的烦恼而烦恼，我融入了所有病友的生活中。作为一名医生，我在每个个案中都竭尽全力，但是我越来越发现这是远远不够的，还是有那么多的病友在治疗中不断地走着冤枉路，还是有那么多的家属在治疗面前那么迷茫，还是有那么多的病友没有得到及时的治疗。我开始反思自己的工作，也许不是我不够努力，而是一个人的时间毕竟有限。短短五年的时间内我拥有了比同龄人多出N倍的白发，可是得到帮助的病友却不是N倍地增加。于是写一本让强迫症病友和其家属都能看得懂的书去帮助他们，成了我和我的强迫症治疗小组的心愿。我的四名同道以及我的老师崔玉华教授都给了我莫大的帮助，我们把自己治疗中点滴的体会和病友的感受一点一点输入电脑最终成文，其间也参考了很多专业书籍和网站。我们希望这本书能够给大家以帮助，或者至少能够减少一点点病友在治疗上所走的弯路。

在此感谢同道们在共同奋斗的事业中所给予我的支持和帮助！也感谢很多病友给我们提供的大量治疗经验和肺腑之言！

闫 俊

北京大学精神卫生研究所（第六医院）

2010年春

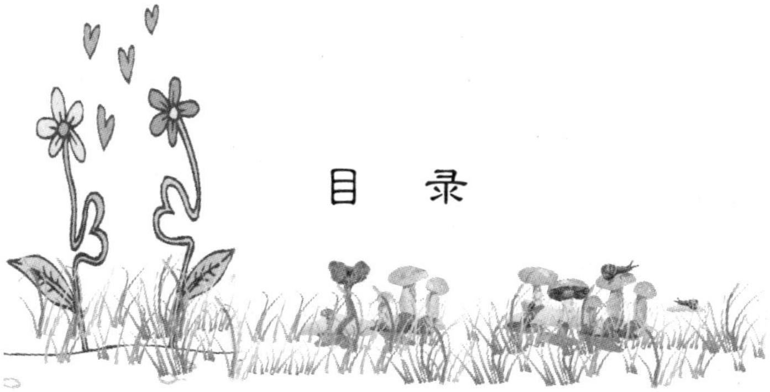

目录

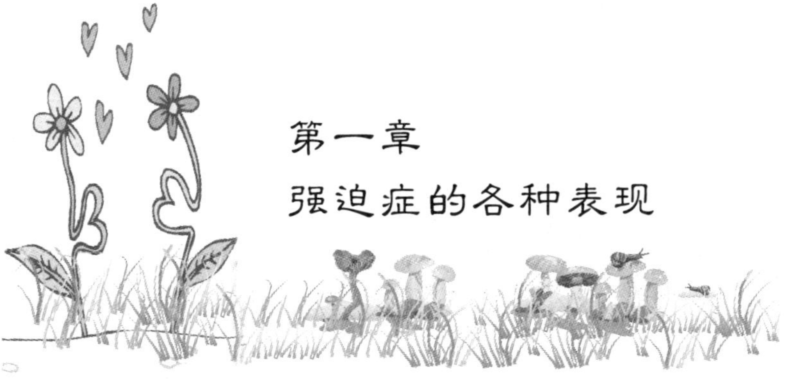

第一章 强迫症的各种表现

案例一　无奈的小红

现象：小红主观上感到有某种不可抗拒和被迫无奈的东西存在，自己能认识到那些很没有必要，但是却无法抗拒。小红为了排除这些令人不快的东西而导致严重的内心斗争，并且出现了强烈的焦虑和恐惧。比如：总要做一定的动作（认为这些动作象征吉祥），感觉如果不这样就会出事；如果没做好这些动作就必须重复，明知这样毫无意义，但不做就会焦虑不安；干事时要数数，如果不这样就会感到烦躁不安，难以克制；经常不自觉地去想一些不愉快的回忆或想法使自己不能摆脱；认为自己的微小差错就会引起灾难性的后果等。

分析：强迫怀疑，强迫回忆，强迫情绪，强迫性仪式动作。

案例二　避免把癌细胞带回家的小丽

现象：小丽是一家医院的护士。半年前，奶奶患癌症去世，她非常伤心。此后，小丽老担心在医院上班会被传染上癌细胞而患癌症。每次下班后，她总是反复地洗手几十次，还要用酒精把随身物品的表面反复擦洗几次，一回到家就立刻换掉所有的衣服和鞋，以“避免把癌细胞带回家”。尽管科里的医生告诉她，癌症并不会通过接触传染致病，但小丽就是不放心。后来发展到在医院不坐别人坐过的椅子，别人不小心碰到她，她就会不停地洗手，直到认为洗干净了。每天如此“清洗”花去了小丽大量的时间，使她疲惫不堪，严重影响了工作，同事也因此疏远了她，家人也怨声载道。小丽感到很委屈，自己也觉得这样做很没必要，很痛苦，但就是控制不住自己。

分析：强迫怀疑，强迫洗涤。

恐惧疾病是人的天性，每个人都一样，所以大家都会采取各种各样的方法来防范。但是无论怎样，没有人会把防范疾病作为一种生活，也不会因为防范疾病而丢掉本来的生活。所以，只能说小丽的防范有些过度了，这个过度本身就是病。恐惧患病的小丽把防范癌症的想法都集中在了洗手上，虽然明知这样并不能解决问题，但是担心使人疯狂，她不断地洗手超出了常人的限度，影响了生活，成了强迫症。

案例三　害怕用剪刀伤害女儿的妈妈

现象：小娟生了一个可爱的女儿，她每天花很多时间照顾孩子，给女儿喂奶、洗澡，陪女儿睡觉，很快就成为一名好妈妈。有一天，她的脑海里突然出现了一个可怕的念头：她会刺伤她的女儿。虽然她知道这不可能，尽力控制不去想它，但这种念头却挥之不去，不断地冒出来。小娟现在再也不敢碰剪刀和菜刀了，害怕自己会突然拿起它们刺伤女儿。为什么小娟会有如此令人痛苦的想法呢?

分析：强迫意向。

平时从来不会怕的东西，突然间变得害怕，这就值得去重视。这个突然间出现的改变本身就有疾病的可能，并且小娟的念头不断地冒出，明知不可能，但是恐惧不安，说明心理的冲突力度比较大。如果利用平时的理论和感受不能完全解决问题，这也是疾病的可能。所以重视自己生活中的改变，尽早识别和处理，避免症状的加重才是最重要的。

案例四　反复检查的学生

现象：临近期末了，成绩不错的小李发现自己要花越来越多的时间完成功课，每次做完作业，总是要反复检查，总担心题没做对，一道题要反复检查好几次，做后面的题时心里还是对前面做过的题不放心，没做两道题就又回过头来检查前面的题，如此反复耗用了大量时间，本该一小时做完的题他却可能要花上一整天，学习效率非常低，成绩也大幅下降。不仅是在学习上，在生活中小李也这样，出门前反复检查门窗是否关好，寄信时反复检查信的内容，看是否写错了字，因此也花去了大量的时间。他很着急，但总觉得不放心，不检查不行，自己难以控制。

分析：强迫怀疑，强迫检查。

不放心，还是不放心，不断的不放心导致不断地检查，不断地检查后还是不放心。所以，症状就不断地循环进行，无法打断，最后形成了一个死循环，这就形成了强迫症状。强迫症状最主要的特点是不断地重复出现，并且实施检查动作后并不能完全缓解担心，而检查只是一定程度上用来消除担心的手段而已，真正的问题还是在担心上，担心的程度决定检查的频度和严重程度。

案例五　非想不可，可又想不通

现象：某病友患病几年了，刚开始买东西时因为总想“钱与物为什么能交换”而导致不敢买东西。后来，前面的想法渐渐淡了，敢进商场买东西了。但是，更多的想法出现了：凡是生活上的事情都要排列、分析，如洗澡、洗衣服、做饭等。不排列、分析，就下不去手，不知道该怎么干。近一段时间，他出现了更离奇的想法：为什么嘴和屁股离得这么近，而厨房和厕所距离得这么远？想不明白，就做不了事，几乎每时每刻都在想。别人说：“你想得太离奇了，毫无意义！”但病友不这样认为，他觉得“非想不可，不想就难受，但总是想不通，所以痛苦极了！”

分析：强迫性穷思竭虑，强迫情绪。

案例六　总要验证的孩子

现象：某男孩患病后每次写作业都非常慢（以前很快），总是把写得不太好的字描得特别重，还把划掉的字描成整整齐齐的小黑块，常常发脾气。后来开始出现说话重复，当他想把一件事说明白的时候，同样的一句话常常重复四五遍，总是强调细节，不让别人插话，即使是附和他说也不行，如果谁中间插话，他就会很生气，必须重新开始说，并且重复多次。而且他做事总是不放心，比如收拾书包，他会闭起眼睛回想他刚才收拾的过程，以确认是否有什么遗漏；关门时，他会反复推门，看是否关上；在一个地方待上一会儿离开时，会反复看四周，边数东西边看，以确定是否落下东西。总之，他做什么事都觉得不放心，需要反复验证。现在情况变得比较严重，主要是每天放学后不能正常回家，老是需要不停地往回返，起初是怕什么物体突然掉下来打到头，之后就是看到不想看的同学后，老怕他人的不好会转移到自己身上。

分析：强迫性仪式动作，强迫回忆，强迫检查，强迫情绪，强迫询问。

案例七　洗不完的人

现象：某病友是个爱干净的人，做事认真仔细。发病的时候是夏天，他买了一床竹凉席，当时拿的是摆在外面的样品，他亲眼看见店主的小孩坐在凉席上吃冰棒掉了冰水在上面，回家后家人说只要擦拭一下就可以了，可他坚持要洗一下，于是他一个人把席子放在一个大浴盆里，用刷子刷，用淋浴头冲，但是席子太笨重，不时又从盆子里掉出一截到地上了，因为是卫生间的地上，所以掉出来了他就觉得很脏，又要用洗涤用品擦一遍然后再冲，而且淋浴头的水流较急，总觉得有些溅到地上的水又溅回到席子上，于是他反复冲洗了很久，弄得自己筋疲力尽。家人很生气地来阻拦他，碰到了他的手，他一下子觉得自己的手也洗不干净了。因为他总觉得流在洗手池里的水又溅回到了自己手上，于是又反复打肥皂反复洗（这个病友以前非常爱干净，但从没有这种感觉，也不是这样反复洗）。就这样，这个病友突然发病了，以后洗手总是觉得洗出去的水又会溅回手上，反复冲洗。后来又发展到倒水到洗手池里也会觉得有水溅回来，又会洗手、洗盛水的容器。再后来觉得洗手时有时水还会溅到自己脸上来，又要洗脸，简直要命了。这样一来，他洗澡、洗衣物都要洗很久，如果不洗到自己认为满意就不会停下来，否则不能去做其他的事。脑子里总想着衣物没洗干净不敢穿了，澡没洗干净不能上床睡了，手没洗干净就不敢拿自己认为干净的东西了，只有洗完了心里才舒服。病友也知道这样浪费了好多时间和精力，也想控制，但越控制心里越乱，也就洗得越久了。

分析：强迫怀疑，强迫清洗，强迫情绪。

案例八 害怕光和影

现象：某病友是一个做事刻板认真、凡事追求完美的人。一次她的金项链断了，非常心疼，便在周围遍地寻找断去的那一截，但是没找到。从此之后她便再也不敢戴任何金首饰了，还逐渐担心金首饰发出的光会被自己吃下，并因此而致病，所以存放首饰的抽屉也不敢接近。再后来做事出现重复看和做，比如重复洗衣服、洗手、剪指甲等。最近她的病情加重，因为挪动家中原来的家具，有一面镜子在搬动中反射出一些光照到墙上，便担心光和影会像蜘蛛网一样粘到衣物上，再接触到身体各部位，甚至被呼吸进肚子里去而致病。从此以后，她便非常惧怕空间中出现的光和影（也许别人是看不到的，只有她用眼睛的余光能看到），但有时想找却怎么也找不到它，于是便重复去找一个下午还是找不到（病友明白这可能只是自己想象中的光和影），最后以用水洗掉结束。病友每天都在恐惧中过日子，难受极了。

分析：强迫怀疑，强迫表象，强迫情绪。

看过上面的案例后，可能有人觉得他们的表现比较荒唐、可笑、不可理喻，也可能有人有与他们相似的经历与体验。其实，以上几例都是强迫症的典型表现。通俗地讲，强迫症是神经症的一种类型，表现形式多样，主要表现为反复想、反复做，如反复洗手、洗衣被、点数、关煤气、锁门、整理物品等，有的反复纠缠于一些毫无意义的或无法解决的问题。从专业角度讲，这种“反复想”就叫“强迫思维”，“反复做”叫“强迫行为”。强迫思维和强迫行为就是强迫症的主要表现。那么，强迫思维和强迫行为具体指的是什么，它们各自又有哪些具体表现形式呢？请接着看下面的详细介绍：

强迫思维

强迫思维是指反复出现在病友脑海里的某些想法、冲动、情绪等，病友能认识到这些是没有现实意义、不必要的，很想摆脱，但又摆脱不了，因而十分苦恼。如案例三中小娟的表现就是一种强迫思维。强迫思维又分为多种表现形式，下面主要介绍几种常见的表现：

（一）强迫表象

这里的“表象”也就是通常说的“体验”，比如看到的、听到的、经历过的场景等。强迫表象指的是在头脑里反复出现过去感觉到的体验，常常具有令病友不愉快甚至厌恶的内容。例如看到过的恐怖场面、过去与别人发生口角的情景、讨厌的人的脸等。有的内容本身不讨厌，但是由于病友感到对其学习、工作有影响而极力排斥，因此成为强迫症状。请看下面实例：

1. 小刚在小时候玩耍时被狗咬伤过，以后就特别怕狗，经常在脑海里浮现曾经被狗咬的那段恐怖场景，即使现在已经长大参加工作了，那段“阴影”仍然挥之不去。如果出门遇到狗（哪怕是很温驯的小狗）就会感到特别紧张，这一路上就会反复想起被狗咬的那段经历，担心还会被狗咬到。其实小刚自己也知道这些想法与担心没有必要，可就是克制不住自己。

2. 小红从小就喜欢弹钢琴，也喜欢收集著名钢琴家的CD碟，经常在家里享受钢琴的美妙旋律，但自从进入高三后就出现了一种令小红痛苦的现象：每当她开始努力学习时脑中就会浮现出各种钢琴曲的声音，使她的注意力不能完全集中在学习上并干扰学习，她虽然极力排斥，但结果是越排斥越严重，令她痛苦不堪。

3. 一位女性强迫症病友，脑中不断闪现她刚刚看过的广告字牌、路标、行人、动物等，像幻灯一样播放，极力控制不想，却越控制越频繁闪现，她为此非常苦恼，却无法摆脱。

（二）强迫怀疑

这是最常见的表现之一，顾名思义，就是对自己言行的正确性反复产生怀疑，以致反复地核实，明知毫无必要，但又不能摆脱。案例四里的小李就是典型的强迫怀疑，反复怀疑自己做过的题是否正确，以致花费大量时间反复检查。其他很常见的现象是：出门时怀疑门窗是否关好了，虽然检查了一遍、两遍、三遍……还是感到没有关好；寄信时怀疑信中是否签上了自己的名字，信封是否写错了地址，是否贴了邮票等；怀疑刚刚说过的话有伤害别人的内容而焦虑不安，因而反复思考是否说错了；刚刚洗过手，却觉得好像没有洗，又重复洗手；刚刚看过的语句，总感到没有看清，因而反复阅读……

（三）强迫性穷思竭虑

病友对日常生活中的一些事情或自然现象追根究底、反复思索，明知缺乏现实意义、没有必要，却不能自我控制。在常人看来这是毫无必要的“钻牛角尖”、“不能自拔”、“越陷越深”——例如，反复思索：为什么一加一等于二，而不等于三；为什么太阳是从东方升起，而不从南边或北边升起；为什么天空是蓝色的，而不是其他颜色——有时欲罢不能，以致食不知味、卧不安眠，无法解脱。

（四）强迫联想

我们大家可能都有这种体会，看到或想到太阳可能马上会想到毛主席，因为大家都会唱："毛主席像太阳，照到哪里哪里亮"；看到穿在身上的衣裳就会想到妈妈，因为衣裳是妈妈一针一线织成的——这种由一类事物紧接着想到另一类与之有关联的事物的过程就是联想。正常情况下，我们对这个过程是能很好控制的。强迫联想是指病友脑子里出现一个观念或看到一句话，便不由自主地联想起另一个观念或语句，感到没有必要这样想下去，可是控制不住，并为此烦恼。如一位强迫症病友痛苦地讲述："我感觉脑子快爆炸了，经常看到或想到一个东西就立刻想到另外的事物，比如看到桌子上的书就马上想到马路上的汽车，想到刚吃过的饭菜就马上想到打仗的场面，看到人家在买彩票就马上出现和病友打麻将的情景——整天就这么不由自主地想东想西的，我根本控制不了，太烦了！"

（五）强迫回忆

我们每个人都有许多对以往经历的回忆，不管是美好的、痛苦的、平淡的，还是深刻的，在一定的时间场景下这些往事都可以在我们意愿的支配下浮现在我们的脑海里，从而让我们对自己及周边的事物有更深入的认识。在这里我们所说的强迫回忆是病友不由自主地在意识中反复呈现经历的事件，无法摆脱，感到痛苦，并且多数是过去不愉快的事件。由此可以看出，强迫回忆与我们平时正常回忆的区别在于它是不受意志所控制的、反复出现的。例如一位病友因为在工作上与同事发生过争执，工作上也遇到了一些不如意的事，这些不愉快的事件就反复在他脑海里浮现，他试图努力克制不去想却无法控制，非常痛苦。此外，也有的内容不曾给病友造成烦恼，但因为干扰了目前的工作、学习，故病友极力控制不回忆，却无法控制。在这里，还需要注意一点，如果是心胸比较狭窄的病友，他本身不想忘掉并有很强的报复心理，则不属于强迫回忆。只有想忘掉或者想控制不去想，并为此焦虑不安才考虑强迫回忆。

（六）强迫性对立思维

两种对立的思维同时出现，病友感到头脑里仿佛有两个“自我”，一个是想正着干，但同时又立刻出现另一个要反着干的想法，病友为此不安，难以摆脱。例如：一位曾经学习成绩优秀的中学生，在高考前出现一种异常表现，只要一学习马上矛盾紧张起来，一方面想着要好好学习，同时出现另外一种想法“不要学了”，而一旦出现“不要学了”的想法，马上感到“如果真的不学了，我就完了”，因此焦虑不安，难以集中精力学习。

（七）强迫意向

病友反复体验到，想要做某种违背自己意愿的动作或行为的强烈内心冲动，病友明知这样做是荒谬的、可怕的、不可能的，努力控制自己不去做，虽然能克制住自己不去真正实施这些行为，但却无法摆脱这种内心冲动。例如：站在阳台上，有一种想跳楼的冲动，因为怕真的跳下去，而非常恐惧，并极力回避；抱着自己心爱的孩子走到桥上，出现想把小孩往桥下扔的想法；看到刀子，出现想捅人的冲动，并出现鲜血淋漓的幻想场面，担心真的这样做了，为此惶恐不安。案例三就是典型的强迫意向的表现。

（八）强迫情绪

主要表现为对某些事物的过分担心或厌恶，明知不必要或不合理，自己却无法摆脱。如一看到棺材、出丧、某些动物或某个人，就立即产生强烈的厌恶感或恐惧，于是极力回避，其实心里也知道毫无必要、不合理，但就是无法克制这种情绪，即使在离开这些刺激物或场景后这种恐惧的情绪仍久久不能驱除，反复困扰病友。

强迫行为

在简单介绍完主要的几种强迫思维表现后，相信大家对什么是强迫思维以及有哪些表现形式有一定认识了吧，下面我们就再来了解一下强迫行为的相关知识。简单地讲，它就是一再出现的刻板行为。多数情况下，这些行为是为了减轻强迫思维引起的焦虑不安而采取的顺应行为，病友明知不合理、无意义，但又不得不做。下面主要介绍几种常见的强迫行为的表现形式：

（一）强迫检查

强迫检查和强迫清洗是最常见的两种强迫行为，常继发于强迫怀疑。强迫检查是病友为减轻强迫性怀疑引起的焦虑而采取的措施。例如：因为反复怀疑门窗、天然气等是否关好，所以就反复地检查；寄信时反复检查信中的内容，看是否写错了字等。相信大家都有过这种重复检查的体验，正常情况下，我们在检查一两遍、两三遍以得到确认的结果后就不再检查，而强迫症病友就不能“及时刹车”，他们会翻来覆去检查若干遍。其实他们自己心里也清楚这样做毫无必要，但就是控制不住，“不去检查会更难受”。

（二）强迫清洗

相信大多数人都见过这样的情况吧，病友为了消除对受到脏物、毒物或细菌污染的担心而采取反复洗手、洗澡或洗衣物等行为。生活中这样的实例比较多见。有的病友不仅自己反复清洗，而且要求与他一起生活的人如配偶、子女、父母等也必须按照他的要求彻底清洗。案例二、案例七就是典型的强迫清洗的表现。还有一些病友，他们的强迫清洗并不是为了消除脏物或病菌，而是有一些特殊意义。例如：某些病友多年来反复洗手、洗澡，但否认是怕脏，仅仅感到“不洗难受，洗后舒服”，心理分析发现该病友病前曾经被冤枉贪污，所以不知不觉形成了反复洗手的毛病，其洗涤的潜在意义是“洗掉冤屈”；另外一个病友则声称自己反复洗手是为了消除乱七八糟的想法。

（三）强迫询问

强迫症病友常常不相信自己，为了消除疑虑或穷思竭虑（对简单的东西想不通）给自己带来的焦虑，常反复要求他人不厌其烦地给予解释或保证。这类病友给人的感觉是“啰唆”、“缠人”、“很无聊”、“很烦人”等。有的病友可表现为在自己头脑里自问自答，反复进行，以增强自信。

（四）强迫性仪式动作

这是病友自行形成的一套重复出现的动作，他人看来是不合理的或荒谬可笑的，但却可减轻或防止强迫观念给病友带来的紧张不安。例如：病友出门时，必须先向前走两步，再向后退一步，然后才走出门，否则病友便感到强烈的紧张不安；病友就座前，必先用手指触碰一下座位，才能坐下，如果不这样做就会担心发生不好的事情；有病友在换穿内衣裤时必须先将内衣裤反着穿一次，然后再脱下正着穿上，据他自己解释如果不完成先反着穿一次这个步骤的话会感到浑身都不舒服，做什么事情都感觉别扭、心里不安，总会找机会去重新按照自己的“规矩”穿一次才安心。

（五）强迫性收集行为

某些病友热衷于收集一些没有多大用处的物品，如报纸、杂志、烟盒、烟头、穿烂的袜子等。其实病友也知道收集的这些东西没有什么实际用处及价值，但常常感觉“万一用得着”、“可能有用”、“没有坏处”等，虽然想控制，却控制不住地要这样收集下去。例如一病友多年来坚持把自己及家人用旧的牙刷收集起来，把它们放在一个精致的箱子里，定期都要拿出来清洗干净，平时也不准任何人碰他的箱子，有时家人故意将快用旧的牙刷藏起来或扔掉，他就会千方百计地找到，否则寝食难安，他自己也说不清为什么这么做，有时感到为此苦恼，想控制，但做不到。

（六）强迫性整理

病友反复整理其日常物品，不整理则不安，每天浪费大量时间，但难以控制。例如一个女性强迫症病友一直以来都喜欢整洁，结婚后因丈夫长期在外地出差，空闲时即整理床铺、衣服，打扫卫生等，这种毛病日益加重。近两年来，她常常不能按时上班，每天花四五个小时整理东西，不这么做就感到不舒服，曾经多次想控制，但很多时候却又整理起来。

（七）强迫性注视

病友强迫性地反复看某种自认为不该看的物体，例如上课时盯着黑板上的一个黑点看，学习时注视眼镜框，与人交往时反复注视他人的某隐私部位等，病友常有一种“越控制越想看”的感觉，致使精力无法集中到正事上，结果严重妨碍正常学习、工作和交往。

好了，在简单介绍完强迫症的几种常见表现之后相信大家对强迫症及其主要的表现形式有了初步的认识。但是也可能有病友发现自己的症状在上面没有提到，或者有的病友会说自己的症状非常独特，或者自己的症状比较特殊，或者还不能接受自己的症状就是强迫等。其实，这是因为强迫具有多面性的表现，每个人所表现的症状都很难在另外一个人身上同样地重现，这些症状会融入每个人的生活经历、性格特点等方面，有的甚至可能会加入一些神奇的、不能让人完全理解的东西，或者可能是各类强迫症状的组合体。但是我们不得不说的是，这些症状能归结为强迫症状，那一定有着万变不离其宗的特点和道理。

简单小结一下，强迫症的表现形式主要分为强迫思维和强迫行为，多数强迫行为是在强迫思维的基础上出现的。它们都有共同的特征：①反复、刻板地出现；②这些想法和行为没有什么现实意义；③病友力图克制但又无力摆脱。这些是褪去症状光怪陆离的外衣，留下的最核心的内容特点。不管您的表现是什么，尝试从这三点上看看是否符合您的表现，如果有，一定请您及早向医生咨询，这虽然不能帮助您去诊断自己和他人的强迫症状，但是至少可以作为一个线索去探寻究竟。

（文 晏）

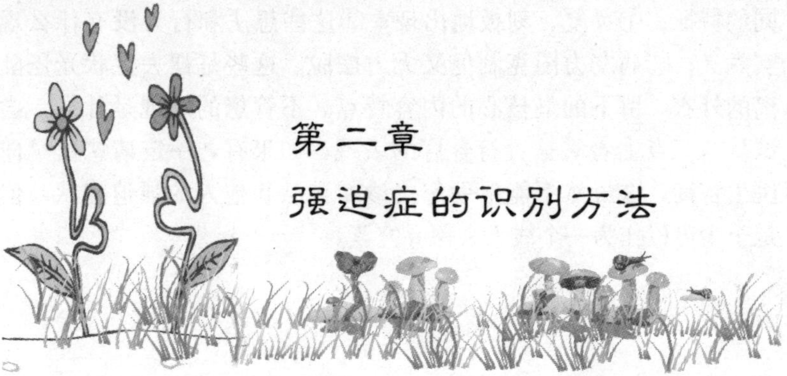

第二章 强迫症的识别方法

现代社会的竞争日趋激烈，高度紧张的工作生活节奏和过度的压力导致具有强迫心理的人越来越多，这也是强迫症发病率不断上升的直接因素。值得关注的是，他们中有相当一部分是自加压力的完美主义追求者或一意孤行的偏执性格，往往是在不经意中为自己设下了强迫症的精神陷阱。

目前，强迫症在世界人口中的终生患病率约为 2.5%，时点流行率约为 2.8%。强迫症已经被列入严重影响人们生活质量的四大精神障碍之一，成为 21 世纪精神心理疾病研究的重点。近几年，强迫症病友的职业和年龄都出现了明显变化，年轻阶层发病率越来越高，据流行病学统计患病率在 2%～3%，发病的平均年龄范围是 22～36 岁，35 岁以上发病者只占 15%。

据中国健康教育研究所心理健康咨询中心对 968 名咨询者作过的统计，发现各类心理疾病的病友占 56.3%，其中神经症占 34.70%，排在前四位的是：强迫症 36.67%、抑郁症 27.57%、恐惧症 18.79%、焦虑症 9.39%。强迫症的男女患病比例约为 1∶1，20 岁是平均发病年龄，其中男性平均发病年龄为 17.5 岁，女性为 20.8 岁。强迫症状不同于强迫症，在非临床样本中有 80%的人报告有过强迫观念，而约 55%的人报告曾有过强迫行为。Rachman 和 De Silva（1978）与 Salkovskis 和 Harrison（1984）证实，大多数人都经历过与临床强迫观念非常相似的强迫观念，但是二者在强度和频率方面有很多的不同。非临床样本与强迫症病友所报告的强迫观念的内容和形式很相似，但是病友经历的强迫观念更加强烈、更加逼真，以及持续时间更长。也就是说，强迫症病友比非临床样本的强迫症状：①更加频繁（平均每天超过一小时）；②更加强烈（严重影响个体的学习和生活）；③带来更多的苦恼和焦虑（削弱了各项心理功能）。由此可见，当强迫症状引起青少年显著的焦虑、不安并且（或者）显著干扰其正常的学习和生活时，就形成强迫症。也就是说，强迫症是指强迫的严重状态，这是精神病理学研究的一个重点领域。

强迫症的诊断

（一）具有强迫症状是第一前提

强迫症，自然是以强迫的症状为主要表现才行，如果在病友的各个痛苦之中找不到明显的强迫症状，那么肯定诊断的第一前提就不成立了。而强迫症状的形式是最为多样化的，这就需要大家参考在前面的介绍中写到的强迫症状的介绍和分类，但是究竟是或不是，建议大家还是接受专业医生的咨询。有些强迫症状非常显而易见和容易识别，像强迫清洗、检查等，而有的强迫症状确实要和大量的症状进行鉴别判断，有的时候需要医生深厚的临床功底去判定。

（二）强迫症状来自内心、反复出现、无法摆脱

无论是哪种强迫症状，大致都具备以下的一些特点：

1. 病友能体验到强迫症状来源于自己内心，不是被别人或外界强加的。有的时候可能因为病友正在强迫症状的纠缠之中而产生混淆，但是当病友从强迫症状中脱离出来之后，一般还是会比较明确地说出症状是来源于自己内心的。当然，有的病友的这种体验通常不会自己表述出来，而需要医生反复询问才能回答确定。

有时病友对医生提出这样的问题觉得不理解，而做漫不经心的回答，因此医生提问时必须把问题意义解释得十分清楚，让病友完全理解。强迫症病友时常体验到的是“自己与自己作对”，这是对强迫症状非常典型的描述。如果病友在任何时候都认为强迫症状是来自于外界的或他人强加的，这可能不是强迫症状，建议病友尽快就诊。

2. 强迫症状是反复出现的。当这些强迫表现在一定时间内反复纠缠病友，成为病友的困扰时，这就可能构成症状。但是如果这些表现只是偶尔出现，构成症状的可能性就比较小。

3. 病友认识到这些想法、做法是没有意义的，是违背自己意愿的，虽试图极力抵抗、克制，但最终无法摆脱，因而感到极大的痛苦。这个特点是对强迫症状更深层次的体验。典型的强迫症病友表述上述体验并无困难。但对某一些强迫症病友来说，其体验的表述并不一定如此明确。例如：有的病友的体验是：“脑子里的怪想法冒出来后一定要问，问过了才舒服，当时并不觉得没必要，但事后想想没有意义”；“起身后一套动作一定要按照次序做，做的时候只知道努力去做好，没有想到意义是什么”。另外在疾病的演化过程中，一般在病情严重的病友或病起初期阶段，这种自我强迫和反强迫的体验相对比较明显；而一些病程长的病友或者不太典型的病友在自我强迫的过程中，只体会到自己的思想或行为受到冲动的驱使去实施，并不一定有自我强迫和反强迫的剧烈冲突，但他们知道这种思想或行为妨碍了自己的社会功能，存在摆脱的愿望。尤其在病程长久的病友，长期以来的强迫现象已形成习惯而被自然地固定了下来，其抵抗、克制的愿望会变得越来越淡。

以上是确定强迫症状的核心，只有大致同时符合以上三个特点，才能认为比较符合强迫症状。

（三）能够排除引起强迫症状和类似强迫症状的其他疾病

有强迫症状的三个特点只是诊断强迫症的前提，但是疾病的复杂性和判断的难度有时候超过一般人的想象。因为有很多的疾病都会出现强迫的症状，有很多的疾病也会有类似强迫的许多特点，所以要慎重地去排查很多相关疾病。

目前国内常用的诊断标准

诊断一个疾病都有一定的标准遵从，所以诊断绝对不是症状的拼凑，也不是医生和病友自己大概的感觉和体验。诊断是一个非常细化的流程和严格的诊断框架，以下介绍的是目前在临床工作中用到的标准，供大家参考。

(一)《中国精神障碍分类与诊断标准》(第三版)(CCMD－3)

1. 症状标准

(1) 符合神经症的诊断标准，并以强迫症状为主，至少有下列一项：

①以强迫思想为主，包括强迫观念、回忆或表象，强迫性对立观念、穷思竭虑、害怕丧失自控能力等。

②以强迫行为（动作）为主，包括反复洗涤、核对、检查，或询问等。

③上述内容的混合形式。

(2) 病友称强迫症状起源于自己内心，不是被别人或外界强加的。

(3) 强迫症状反复出现，病友认为没有意义并感到不快，甚至痛苦，因此试图抵抗，但不能奏效。

2. 严重标准：社会功能受损（指的是病友的工作、学习、交友、家庭等方面的状态）。

3. 病程标准：符合症状标准至少已有 3 个月。

4. 排除标准

(1) 排除其他精神障碍的继发性强迫症状，如精神分裂症、抑郁症或恐惧症等。

（2）排除脑器质性疾病（指的是大脑的疾病）特别是基底节病变的继发性强迫症状。

（二）《国际精神与行为障碍分类》（第十版）（ICD－10）

在连续两周中的大多数日子里存在强迫症状或强迫动作，或两者并存。这些症状引起痛苦或妨碍活动，强迫症状应具备以下特点：

1. 必须被看做是病友自己的思想或冲动。

2. 必须至少有一种思想或动作仍在被病友徒劳地加以抵制，即使病友不再对其他症状加以抵制。

3. 实施动作的想法本身应该是令人不愉快的（单纯为缓解紧张或焦虑不视为这种意义上的愉快）。

4. 想法、表象或冲动必须是令人不快地一再出现。

（三）《美国精神疾病诊断与统计手册》（第四版）（DSM－Ⅳ）

1. 强迫观念或强迫行为

（1）强迫观念需具备以下四项：

①病友在某些时候，体验到反复和持久的思维、冲动、想象，这些内容是强加入的、不适当的，并引起明显的焦虑或痛苦。

②思维、冲动、想象并非是单纯对现实生活问题的过度担心。

③病友企图用一些其他的思想、行动来消除这些思想、冲动或想象。

④认识到强迫思维、冲动或想象是自己精神中产生的（不是外力强加的）。

（2）强迫行为需具备以下两项：

①重复的行为（如洗手、整理东西、检查）或精神活动（如祈祷、计数、无声地重复词语），病友感到这些行为是为应对强迫观念的反应而做出的，或按照刻板的规则进行的。

②这些行为或精神活动的目的是为了减轻痛苦，或防止某些可怕的事件或情景发生，然而，这些行为或精神活动并不是以与

一种观念相互联系的方式来中和、预防强迫观念痛苦，或明显是过分的。

2. 在患病过程中的某一时候，病友能认识到强迫观念或强迫行为是过分的和不合理的（注：这并不适合于儿童）。

3. 强迫观念或强迫行为导致明显的精神活动和消耗过多的时间（每天一小时以上），或明显干扰病友的正常生活、职业功能（如学业），或社会活动和人际关系。

4. 如存在其他轴Ⅰ障碍（指的是精神科的疾病），强迫观念和强迫行为的内容并不限于轴Ⅰ的精神障碍，如：进食障碍病友对食物的强迫观念，拔毛癖病友对拔毛的强迫观念，体像障碍者对身体外貌的强迫观念，精神活性物质滥用者对药物的强迫观念，疑病症病友对患有严重疾病的偏见，性变态者对性冲动和性幻想的偏见，重症抑郁障碍者的自罪偏见。

5. 这种障碍不是精神活性物质（如成瘾类物质和医用药物）或一般躯体疾病的直接后果。

强迫症的鉴别诊断

（一）正常人

正常人经常也会出现一些强迫表现，例如数电线杆、记车牌号、核对账目、查看门锁。但正常人的强迫表现区别于强迫症状的特点是：①出现时间短暂，断断续续，时有时无；②表现较轻，不影响正常生活和工作；③没有“反强迫”心理，即从思想上主动去克制那些强迫的内容；④当事人并不觉得痛苦，没有治疗的愿望。这些人大可不必为自己的强迫表现耿耿于怀。当然强迫症病友在治疗好转后也会有类似的表现。

还有些正常行为模式应区别于强迫症。孩子们的动作常带有做作和重复的性质。例如：上下楼梯总是一只手在扶手上擦过不离开，在街边走时一路上遇见电线杆或树就必须用手触摸一下，走路时避免踩砖缝或隔一块砖走一步等，这些都可视为游戏行为。一般地说，从重复中感到愉快或满意的活动都不是强迫症。

（二）精神分裂症

强迫症与精神分裂症的鉴别困难已成为近几年来精神科临床诊断上最突出的问题之一，无论在门诊病友或住院病友中，甚至在会诊中，医生都各持己见，以致最后无法定论的病例实在太多。由于诊断意见不统一，治疗方案必然处于车轮大战状态。病友和家属出于心切，不得不花费大量费用辗转就诊于全国各地的著名专家，但仍可能获得不同的诊断意见，或处于模棱两可的状态。

1. 造成这种诊断困难的原因

（1）精神分裂症本身就可以出现强迫症状，这是许多学者久已认识到的事实。国外有学者报道，精神分裂症病友中出现强迫症状的占 15％～25％。国内于清汉报道强迫症状出现在精神分裂症病程中分为三种情况：①发生在精神分裂症早期，开始表现为强迫症状，以后发展为精神分裂症。②在精神分裂症病情进展期呈现强迫症状。③精神分裂症缓解期出现强迫症状。无论在哪个病程阶段，如果强迫症状较明显，而精神分裂症本该有的典型症状又欠“典型”，那么这种鉴别上的困难自然就会出现。

（2）从病友家属立场出发，总希望自己的家人所患的不是精神分裂症。因为精神分裂症在人们的眼光里仍是令人害怕的疾病，听到医生诊断为强迫症，心里会感到坦然得多，因此家属供给病史时常强调所发现的强迫症状，而忽视其他异常心理活动的存在。

（3）精神症状的判断错误。当病友暴露了一大堆精神症状之后，如果对各个精神症状的本质掌握领会不确切，也同样会导致诊断失误。

2. 诊断上必须要注意鉴别的精神症状

（1）强迫怀疑与妄想：妄想如果已经固定了下来，鉴别上一般不会有困难，问题是当妄想还处于形成初期的半信半疑阶段，此时就容易与强迫怀疑混淆起来。如有一位病友数年来就是这样一个症状：总是认为某中央领导人会打击他、迫害他，有时说，“想想不可能的，这位领导人已去世了”，有时却说，“想想也许可能，我说过一些对他不利的话”。谈这些问题时，他并不焦虑，也不知苦恼，能正常地工作，但想到时会经常向家属问上几句有关以上内容的话题，家属不予理睬或作些劝说之后，也就作罢。这位病友的想法已属于妄想性质，而非强迫怀疑，因其缺乏强迫症状的基本特征。

（2）强迫思维与强制性思维：强制性思维是精神分裂症的常见症状，如能辨别明确，有助于确定诊断。强制思维的出现具有偶然性，病友对此感到陌生和意外，内容多样、多变化，不由自主地突然涌现，深入了解后，病友还会暴露这是受到外力影响或控制，思维不属于自己。这两者的不同点在于：强迫思维：①出现较经常，并非偶发的、突然的。②内容较重复，并不是千变万化的。③病友认为思维是属于自己的，而不是受外力影响的。④病友有强烈的抵制愿望，经常为此感到烦恼不已。有强制性思维者有时也存在一定摆脱愿望，同时也可伴有烦恼情绪，但与强迫思维相比较，显得不强烈，通常在强制性思维出现时烦恼一阵儿，过后就变得心安理得，也没有要求治疗的强烈愿望。

（3）强迫表象与假性幻觉：例如有一名病友长期以来存在一种诉述：“我脑子里经常会出现音乐声音，想到时就出现。”对病友的症状细加追究，发现有下列特点：①脑内有音乐声出现，做其他事情不去想时不出现。有的医生诊断为假性幻觉，按精神分裂症治疗，用过多种治疗方法，但未获效果。以后经过对这个病友的详细询问，发现声音只是在他想到之时出现。②所谓脑内音乐声是“我感觉到的”，而非听到的，感受并不鲜明。③有强烈的摆脱愿望，病友经常独自来门诊，要求医生给予治疗，并愿意承受“一切痛苦的方法”。④社会功能保持良好，除上述异常感受外，生活和工作都能正常进行。因此这个病友的精神症状属于强迫表象，诊断应为强迫症。但经过抗强迫治疗后效果仍不明显，如果仅根据治疗效果就否定强迫症的诊断是不可行的，因为强迫症的治疗到目前为止，尚无“药到病除”的治疗方法。

（4）强迫性意向与冲动行为：有些精神分裂症病友在急性精神症状消失之后，持续存在不能控制的冲动行为，如打人、毁物、撕衣等，发作前还会主动要求医护人员给他保护约束起来，冲动期过后，请求解除约束。这种行为确有一定强迫性特点，与强迫性意向不同点在于：①强迫性意向是经常性、反复性的，而非发作性的；冲动行为多是突然发生的。②强迫性意向仅停留在意向阶段，能够克制而不付诸行动，如怕把小孩从高处抛下、怕用尖刀伤人等；冲动行为的冲动则克制不住会造成后果。

（5）强迫意向与矛盾现象：在临床实践中，经常可以遇到这样的病例，他们对于某些日常行为存在模棱两可的想法。例如有一名病友吃一顿饭要花上几个小时，理由是他对先吃素菜还是先吃荤菜无法作出判断，于是只好呆坐不动，他认识到问题的存在，但并无痛苦体验，此为矛盾意向，而非强迫意向。鉴别两者时需要弄清下列几点：病友对这样的行为认为有无意义，有无强烈的抵制愿望，本人是否有真正的痛苦体验等。精神分裂症病友常对其矛盾现象的意义理解含糊，虽口称有痛苦体验，但不强烈，多数在家属督促下才就诊，否则也听之任之，得过且过地度日。同时结合其他精神活动表现，如有无生活疏懒、对家人感情淡漠等再确定诊断。

3. 判断和处理强迫症状的几个实际问题

（1）强迫症状内容的荒谬程度在鉴别诊断中的价值：许多学者注意到，这项特点在两病鉴别上的价值是相对的，因为有些强迫症病友的强迫形式和内容，表面看来十分荒谬离奇，但一经追溯其发生根源却是可以理解的。所以当我们遇到有荒谬内容的强迫症状时，一定要追溯一下其发生根据，并从病友内心深处了解一下他对该种状态的真实认识和态度：病友是以此为苦，还是相安无事。

（2）客观地评价强迫症病友的行为表现：强迫症病友症状严重时，可以出现生活疏懒，不愿参加学习或工作，因为有时强迫症状的存在已严重妨碍他们的正常活动，使之无法动弹，因此干脆就不去作为了。如有些病友强迫洗手及仪式性动作使其难以按时上班，难以完成日常工作，有时感到上班时因强迫行为无法实施而心情苦恼，或以为自己的怪癖会被人取笑而不愿见人，闭门不出。这种怀疑被人注意的想法如果不从其心理实际去分析，可能被认为是关系妄想，再结合以上表现，很容易被误诊为精神分裂症。

（3）强迫症病友对治疗的态度：应该说，大多数病友是积极要求治疗的，但也有例外。曾有一位患病多年的强迫症病友，长期在门诊治疗，也住过院，但效果不明显，于是他失望了，产生了消极想法，决定拒绝治疗和进食，家属无法，强行送他住院，住院后他极不合作，拒绝服药，只能用胃管喂食。

（4）恰当评价病友对疾病的焦虑心情：典型的强迫症病友大多伴有焦虑及抑郁情绪，但也有例外，一部分强迫症病友虽然内心对强迫现象感到痛苦，但不一定从外观上会表现出有明显的焦虑、抑郁情绪。这种情况的存在有下列几种可能：①病前个性的关系，例如有的病友病前个性内向、胆小、听话、顺从，一旦有了强迫现象，不一定会忧形于色，而采取竭力自我克制的态度，不愿去干扰别人，以致表面看来，似乎缺乏痛苦心情。还有一点也是很重要的，因为病程长、疗效差，病友缺乏信心，时间一长关心的心情也会淡薄起来。②药物的影响，镇静剂的应用会消除病友的焦虑心情，而影响病友焦虑、抑郁体验的表露。③智能的影响，有的病友智能偏差，造成对思维内容、情感表达等的影响。

（5）对病理现象的全面评价：某些病友的精神病理症状有阶段性特点，一段时期有行为怪异、妄想幻觉等，另一段时期表现明显的强迫症状，因此造成医生会以横断面去分析，有的诊断为分裂症，有的诊断为强迫症。遇到这种情况，最好不要仅从横断面所观察到的特点进行诊断，而应从整个疾病现象去进行全面分析。如果病友过去已出现过明显的精神病性症状，分裂症的诊断应予以肯定，以后出现的强迫症状，可能是分裂症的一个症状组成（已如前述），或者可能是药物的影响（尤其是氯氮平）。

（6）了解病友对强迫症状来源的体会对明确诊断具有决定性意义：对很多具有强迫症状的幌子，如果能进一步追问其强迫症状是如何产生的，典型的精神分裂症病友常会说是受外力影响造成的，或回答不出症状为何造成，或回答的态度模棱两可。

案例一　精神分裂症与强迫症的困惑

现象：病友为男性，27 岁，未婚，待业，高中文化。

家人汇报情况：病友于 1986 年发现吞咽时耳朵有响声，经耳科检查发现系咽鼓管异常开放导致左耳发闷，吞咽时左鼓膜扇动时有响声，但无特效疗法。病友为此心情不快，兴趣减退，感到人生索然乏味，并有消极意念，因此来门诊就诊。1989 年 3 月 1 日门诊时发现该病友情绪较低落，对疾病有自知力，诊断为抑郁性神经症，予抗抑郁剂治疗。此后病友表现情况一直不好，甚至整日卧床，生活懒散，进食需人督促，自称为了耳朵心情不舒畅，经常暴露有消极观念。继之头脑里经常数数字，穿衣服重复，不敢出门，有时显得烦躁，发脾气，摔打东西。门诊医师开始怀疑是精神分裂症，而建议其住院治疗。1990 年 8 月后病友表现为在房内不停地兜圈子、数数，如数到“4”，则认为要“死”，就不出门，不愿服药，也不愿来院求医。医生改用抗精神病药舒必利治疗，以后病友一直表现如此，并且出现不断回忆已做完的动作，未做到则心神不定，要重复视物，瞬目频繁。由于懒于洗漱，须发长，指甲污秽。候诊时家属在等候，而病友却在大厅内徘徊奔走、兜圈子，问及此事，则说控制不住，自已也感到痛苦，称如不转圈，脑子里要想耳朵会坏掉，转圈子时自我感觉会好转。1991 年 8 月病友出现反复抓面部，检查时脸面有抓痕，自称“抓时要数数字，所以抓破”。兜圈子动作仍频繁，家属称如此异常行为凡有陌生人来家会收敛。重复动作如长时间凝视物体、吃饭时筷子拿拿放放、洗浴时间长等仍严重存在，因刷牙时重复太久，以致不再刷牙。穿衣、穿鞋时间长，以致赤足行走，究其原因，称“眼睛要强迫性瞬目，强迫性注视一条线，刷牙、穿鞋都要贯穿始终，如认为未做好，要重复去做”。对父母发脾气，认为一切毛病都是父母所害，责怪自己“做人不会做，吃力得不得了”，问其有无外界影响，明确回答没有外力干扰，都是自己的毛病。

为了明确诊断，经与病友个别细谈，病友描述了下述情节：

1986年7月份患左咽鼓管异常开放，突出表现在和人家讲话的声音闷在耳朵里，因此就不想和别人多讲话，为了此病求诊于各医院医师两年左右时间，没有特效药，从此精神委靡不振，愁眉苦脸，日思夜想，造成神经衰弱。因讲话声音在里面，他就低下头朝地上看，大约半小时讲话声音会出来，之后再做事。时间一长，就形成眼睛盯着一点看，看东西时有落点，看一点、一粒、一根、一条，有时对着一点眨眼睛快而多，还要眨着数数字。认为“4”是“死”，“17”是“嘴巴斜”，“15、16”是好，“5”是自己，“6”是人家，知道这些概念是完全不对的，但有时就是放不开。大小便之前要兜几圈，这跟眼睛看东西有关，还有反复穿衣服也跟看衣服有关，认为眼睛没看好或没眨好眼睛就会瞎。穿衣服手脚没弄好，就以为穿上去手脚会坏了，穿衣服时没吞咽好喉咙就会坏等，所以要反复穿衣服。本人知道这种想法是完全错误的，但又控制不了。眼睛不好主要是看东西盯着一点，加上眨眼睛特别快而且次数多，还有吞咽次数很多，这与咽鼓管异常开放有关。有时看一样东西还要默读一遍，有时拿东西也要默读一遍再拿，时间一长就养成了这种不好习惯，这些坏习惯都与眼睛和咽有关。经氯米帕明治疗，病情好转。

分析：随访后诊断结论：强迫症。

关于本例诊断的几点思考：①病友精神因素是强烈和明显的，该例所患耳疾是少见病，经历两年左右的寻医访药，都得到否定的回答，因此失望，这就形成疾病早期的抑郁性表现。②病友所表现的各种精神症状都与其心理因素有密切联系。其强迫性视物、眨眼、兜圈子等都由其内心焦虑不安引起。其对数字凶吉的盲目信赖是一种迷信信念，而不是思维障碍。两者的不同点本质上在于是否脱离现实环境。③他对疾病的态度貌似无所谓，实际上也反映了他对疾病前途的失望态度。历经两年的躯体医治无望，就是他的精神疾病也是经过多位有经验医师的诊治，结果还是没有效果，因此显得自暴自弃，这种绝望的行为表现在顽固性强迫症病友也是可以遇到的。④他对疾病的认识很客观，认为是自己“不会做人”，而非外力干扰，自知力是良好的。

所以比较疑难案例的诊断必须要花费很多的时间去收集家属提供的相关信息资料，还要根据资料更为详细地了解病友自身的体验和想法，并且结合这些想法，医生更要设身处地地去了解病友的体验和周围事件之间的关系及病友内心的变化。这项工作需要医生、家属和病友更为密切的合作。

（三）抑郁症

有人认为强迫症状是抑郁症的变异形式。Lewis 报道 61 例抑郁症病友，其中 13 例有明显的强迫症状，占 21.3%。据报道强迫症病友的父母中，8%患有“情感性精神障碍”，与其他神经症不同。

从临床角度观察，抑郁症可有强迫症状，而强迫症病友也常合并抑郁情绪。所以我们应从发病过程分析，区别原发和继发的关系。抑郁症病友的强迫症状可以随抑郁情绪的消失而消除，而强迫症病友的抑郁情绪也可以因强迫症状的减轻而好转。如抑郁症的临床症状在整个病程中占主要地位，应诊断为抑郁症。抑郁症状和强迫症状均达到临床诊断标准，应作出两种诊断。

抑郁症与强迫症终究有很多不同之处，常见的有以下几点区别：①病程不同，抑郁症每次发作病程一般较短，抗抑郁药物疗效较好；强迫症一般病程冗长，药物治疗和心理治疗虽可有一定疗效，但对于很多病友疗效不满意。②抑郁症可有精神病性症状，可有情感、思维和行为的全面抑制；强迫症则没有。③抑郁症有昼夜症状节律变化；强迫症则没有。④抑郁症有生物学指标改变，如 T_3、T_4水平（指的是甲状腺激素水平）变化，睡眠脑电图等；

强迫症则无。⑤抑郁症出现自杀的几率比较高；一般强迫症会积极地求治，积极采取自杀行为的少见。

案例二 死于自杀的强迫症病友

现象：某国内金融界赫赫有名的人物在四十多岁时就选择了死亡。他遗书中透露了其选择死亡的原因是："近年来我的强迫症愈发严重……近期外部环境又给了我巨大的压力，强迫性的动作、强迫性的思维如影随形，几乎每时每刻都在困扰着我，伴随着严重的失眠和抑郁，使我无法面对生活，对于未来能否摆脱它我毫无信心，而且长此以往会拖累我的爱人……因此我决心把大家都解脱出来。"

分析：强迫症病友的自杀情况并不很多见，出现的时候多是强迫症状来势凶猛，病友根本无法抵御症状的攻击而出现急性的焦虑状态，自身无法解脱而寻求死亡来解脱；也可以是症状迁延不愈，病友在疾病的过程中抑郁的情绪逐渐加重，并且没有进行恰当的治疗，病友在抑郁情绪的支配下选择死亡。无论是哪种情况下，其实只要及时地接受治疗，这样的结果就不会出现。现有药物的治疗力度足以很轻松地帮助病友渡过这类情绪，所以这样的例子非常少见。积极的治疗可以改变一切。

(四) 恐惧症

恐惧症可以有强迫症状，也可以没有强迫症状，两者因症状的影响，均可伴随焦虑障碍。恐惧症的焦虑是由客观环境中特定的事物、情景或场所诱发并伴有回避行为。常见的有社交恐怖、广场恐怖、特定的环境恐怖等。强迫症也有对社交场合的回避，这种回避是源自自我形成的强迫观念或害怕别人发现其强迫性动作。社交恐怖症病友回避源自外界的社交场合，以避免被人注视或丢脸。强迫动作和强迫思维是鉴别诊断的要点。比如说，害怕细菌和老鼠的病友常常能够通过成功回避老鼠来降低焦虑。但是，对于强迫症病友来说，如果他带有"老鼠病毒"的强迫思维，虽然老鼠已经跑了，他仍然会感觉受到细菌的感染，即便是在知道某个地方只是在几个小时前出现老鼠的情况下，他也会感觉被感染。这些问题通常会导致病友随后采取回避性行为（比如大洗衣服、洗澡等）。这些行为通常在特定的恐惧症病友身上不会发生。

（五）疑病症

疑病症病友在对自己躯体某个部位或器官的不适感作出错误解释的基础上，反复认为自己患了某种严重疾病，并对此深信不疑。病友会四处求医，并做各项检查，以寻找自己患病的依据。即使检查结果正常，病友仍可以找到各种理由，否认检查结果的准确性。疑病症可以被认为是脑海中反复出现的认为自己患有严重疾病的一种强迫观念，但多数病友并无自我抵抗，并不认为这种疑病的观念是没有必要的，因此不构成强迫观念的核心症状。目前疑病症被认为是强迫谱系障碍。如果病友同时有仪式性检查、洗涤以减轻疑病带来的焦虑，这时可以给予强迫症合并疑病症的诊断。将强迫症与它们区分开来的最好方法是内容。大多数疑病症关注的只是某一个方面的问题。强迫症病友害怕将来会感染上某种疾病，而疑病症通常关注的是现在已有的一些问题，比如疑病症害怕自己已经患上什么病了。

（六）强迫性人格障碍

在对强迫症病友的临床研究中发现，28％合并人格障碍，其中合并强迫性人格障碍者占 18.9％，分裂型人格障碍占 12.2％。强迫性人格障碍的核心是力图保持自身和环境的严密控制，过分专注于细节、规则、秩序和计划等，他们属于抑制性完美主义者，把日常工作变成了不必要的负担，使人沉浸于琐碎的细节之中。强迫性人格障碍与强迫症的关键差异是强迫性人格障碍其体验和行为的自我和谐性质，并没有要求其他人与其标准一致的欲望。病友往往习惯于自己的行为方式，并不认为有任何异常，极少主动求医。该病友往往缺乏明确的强迫性思维或动作，往往能较好地学习、工作。

强迫症与强迫人格之间没有截然的分界线。代偿良好的强迫人格者没有什么痛苦，甚至自我感觉不错，工作效率高。代偿失调的强迫人格者有过分的强求，甚至达到苛求和自我折磨的地步。完美主义者尽管过分认真，但并不乏有效行动，也能在看到成绩时感到满意和欣喜。有人将强迫性人格障碍分成两种类型：①多疑虑，缺乏决断力，遇事犹豫不决，类似轻微的强迫症。②固执、倔犟、易激动、脾气坏，缺乏决断力。这两种类型都具有善良、注重细节、求准确、爱整洁的共同点。前一种人做事缓慢，迟疑不决；后一种人固执求全。强迫人格的形成除与遗传有一定关系外，家庭教育与社会环境的影响也起重要作用。特别是具有强迫个性的父母对病友有着潜移默化的影响。对儿童的教育不当，如过分苛求，对生活制度的过于刻板化要求，使他们形成遇事谨小慎微、优柔寡断、过分琐碎细致的性格，做事务求一丝不苟、十全十美，事前反复推敲，事后后悔自责。他们在与人交往中过分严肃、古板、固执。他们在生活上过分强求有规律的作息制度和卫生习惯，一切均要求井井有条，甚至书橱内的书、抽屉内的物品、衣柜里的衣服都要求排列整齐、干干净净。他们看上去做事认真、细心，实际为此经常需花费大量时间，而影响其他工作的完成和个人的休息。我们身边常常有一些人很啰唆，特别是女性，比如有些妈妈，对每件事情都要管，从家里管到办公室，从生活管到工作，对孩子生活、工作的每一个细节都要管，嫌弃你这里不好，那里没弄好。或者单位上有些同事，天天喋喋不休地讲琐事，别人不爱听还要忍受，令人不堪重负。爱啰唆的人同时一般也具有强迫性人格。他们往往过分注意细枝末节，过分认真、细致，过分追求完美，对鸡毛蒜皮的小事都要管，爱唠叨，对别人要求苛刻，要求别人按照自己的意愿来做事，摆设非常讲究，稍有不顺眼就发脾气、发牢骚。这种强迫性迫使他们用重复不休的语言来强调自己的重要性。而改变啰唆毛病的办法，也要从根本出发，以纠正强迫人格。

(七) 神经性厌食症

3%～83%神经性厌食症病友伴强迫特征或症状，主要涉及对体像的过度担心和关注。但神经性厌食症对病态没有自知力，也缺乏强迫症的担心、害怕和不完美感。行为的目标是维持或加速期望的目标，没有真正的强迫行为。强迫症病友当体验到由于食物污染伴随的恐怖时可有明显的体重下降，但病友并无真正典型的对体像的担心，并能认识到这种状态的荒谬性。

(八) 广泛性焦虑障碍

广泛性焦虑障碍病友主要表现为对日常生活中的事件过分担心。焦虑障碍易与强迫症混淆，因为强迫症病友往往伴有不同程度的焦虑，鉴别的关键是这种担心、焦虑、紧张的体验是否具有强迫观念的性质。广泛性焦虑障碍的内容大多数不固定，主诉担心的内容比较强烈，而病友较少有强迫症的其他特征，如自主神经系统症状和运动行为方面的特征。比如说，广泛性焦虑障碍与强迫症在过度忧虑上就有很多相似之处，但是，与强迫思维内容不一样，过度忧虑，其忧虑的具体内容一般在现实生活中存在，而且病友并不认同自己的忧虑是不合适的（自我协调），他们不会觉得他们不应该担心那些事情。而强迫思维的内容一般是虚构的，而且对这些想法病友认为是不合适的（自我不协调），他们认为不应该出现这些念头。除此之外，广泛性焦虑障碍病友和强迫症病友都会担心他们日常的一些事情，比如担心他们的孩子会生病，广泛性焦虑障碍病友会担心由于生病导致的长远后果（比如学习退步、身体衰弱等），而强迫症病友则会注意疾病的病菌（比如他们的孩子身上的感冒病毒会大量滋生）。对于那些没有强迫动作只有强迫思维的病友，尤其要区分焦虑与强迫思维。但是，正如我们上文所提到过的，一共只有大约2%的人患有单纯的强迫思维。

（九）抽动秽语综合征

强迫症中有发音和运动抽动的病友占20%，在强迫症病友家系中为20%。典型的Tourette综合征在成人强迫症中为5%～7%。60%以上的强迫症曾有过抽动，至少为一过性抽动，11%将发展为Tourette综合征。早发的儿童，强迫可以是Tourette综合征的首发表现。在Tourette综合征中，强迫症为40%～70%。Tourette综合征的病友家属中，Tourette综合征合并强迫症为12%。抽动是对紧张和不舒服的反应，强迫动作是为了减少强迫观念引起的焦虑。

（十）孤独症

刻板重复的动作和意识行为是孤独症的常见症状，易与强迫症状混淆，但严重的交往障碍和多数病友存在语言功能障碍和智力发育障碍却恰恰是强迫症病友所不具备的。为此，仔细询问病史和注意观察其语言、行为特点，诊断的困难不大，但与高功能的孤独障碍和不典型孤独症的鉴别还要从发育史、病程、社交能力、语言运用水平等全面资料和检查来进一步鉴别。

（十一）脑器质性疾病

中枢神经系统器质性病变，特别是基底节病变，可出现强迫症状。所以以往曾有过脑部的外伤、疾病、癫痫等情况需要重视，一般要依靠中枢神经系统疾病的病史、体征和实验室检查来鉴别。所以初期对一些首次诊断是强迫症的病友，需要详细地采集其他疾病的病史和进行适当的疾病排查。对于一些疑难的、表现模糊不清的更要积极地排查。

（十二）药源性强迫症状

药源性强迫症状临床表现多种多样，以强迫观念和动作居多；而抗抑郁药所致强迫症状多以强迫情绪为主，可同时出现焦虑、紧张、兴奋等。有些病友出现强迫症状可能是短暂的。若强迫症状系药物所引起，需满足以下条件：①服用该药之前无强迫症状；②使用抗精神病药物或增加剂量时，出现强迫症状，强迫与反强迫同时存在，导致紧张痛苦，自知异常而无法摆脱；③药物增减或停用时，强迫症状随之加重、减轻或消失；④病友体会其症状出现、加重或减轻直接与药物有关。有研究认为氯氮平引起精神分裂症的病友强迫症状高达 10%～20.6%，而其他抗精神病药（主要是传统抗精神病药和利培酮）引起强迫症状则少得多，只有 1.3%。Baker 观察了 49 例长期用氯氮平治疗的精神分裂症病友，发现有 5 例出现强迫症状，占 10.2%，其中符合《美国精神疾病诊断与统计手册》（第三版修订本）（DSM－Ⅲ－R）强迫症诊断标准者 2 例，占 4.1%。上海市精神卫生中心分部对住院精神分裂症病友应用抗精神病药进行调查，结果发现有 4 例系抗精神病药引起强迫症状，占服用氯氮平病例的 1.41%。

强迫症的表现如此多样，很难详尽地描述，以下是一些强迫症病友的患病介绍，仅供大家参考。**特别要提醒您诊断和治疗务必到医院与医生商议！**

案例三　诅咒妹妹的姐姐

现象：病友为女性，16 岁，初中文化，学生。

该病友近年来经常出现一种可怕的念头，就是盼望妹妹意外身亡，例如出车祸、生重病什么的。她本人也不愿这样想，但控制不住，非常苦恼和紧张。最近发展到一有空就不由自主地在头脑中闪出妹妹死去的场面，导致晚上入睡困难，常常伴随噩梦。上课无精打采，易走神。

既往生活史与当前生活情景：该病友在家中是老大，有个比自己小 5 岁的妹妹。她本来很受父母疼爱，但自从有了妹妹之后感觉一切都变了。妹妹比自己漂亮，又聪明可爱，深得父母欢心，凡事都得让着她。就算两人闹矛盾，妈妈次次都向着妹妹，总是责骂姐姐以大欺小。该病友每当受委屈时就很恨妹妹，常常诅咒她死掉。现在长大懂事了，和妹妹感情还不错，可那些坏念头还会时不时地冒出来。记得半年前，晚饭后父母叫妹妹洗澡打扮漂亮说是要去走亲戚，只是随口问该病友去不去，她觉得父母存心不想带她去，也就赌气说不去了。他们走后，该病友就躲在家里哭，觉得自己是个没人爱的孩子，同时在心里诅咒妹妹被车撞死。从那以后，这种念头就经常冒出来，无法控制。该病友从小性格内向，不太爱说话，和同学关系一般，没有特别要好的朋友。

案例四 纠缠无聊问题的男性

现象：病友为男性，28 岁，未婚，无业，大学文化。

该病友自幼家庭条件好，可谓衣来伸手，饭来张口，无忧无虑，加之病友天资聪明，所以成长过程中一直很顺利。但上大学两年后病友的同学和家人却发现他的日常表现发生了很大的变化，主要是做什么事情总是瞻前顾后，思来想去，最后还是没有办成，总是纠缠在一些无聊的问题当中不能解脱，实际的办事效率却很低，于是他不仅不能坚持学业连照顾自己都成了问题，只能退学回家。之后他的病情却越来越重，每日只要是醒着，就纠缠于各种各样的问题和顾虑当中，有些甚至是稀奇古怪的或者令人啼笑皆非的。如病友沉溺于寻找“人为什么要吃饭”、“先有蛋还是先有鸡”等无聊问题的答案。即使家人尽量满足他的询问，但招致的往往是更加无休止的询问，他非要就家人所说的每一句话问个清楚不可。

案例五 我会不会害人?

现象：病友为男性，22 岁，大学学生。

王某的父亲是某市政府秘书处的一般干部，母亲是农村民办教师，有一个姐姐在乡镇企业里当会计。他自小体弱，性格内向，常常喜欢自己一个人冥思遐想，自称是一个多愁善感的人。他承认自己心胸比较狭小，而且比较多疑，任何人的一句无伤大雅的玩笑都可能使他感到受辱而偷偷流泪。王某高中二年级时，读了美国医学惊险小说家罗宾·科克的《昏迷》和《传染》，便怀疑自己脑子里也长了肿瘤，好长一段时间终日忐忑不安，总怕自己得了绝症。有一次他的妈妈不在家，由哥哥临时做了一顿饭，吃饭时，王某突然产生疑心：这饭里会不会放了毒药？自那以后，他有好长一段时间不思饮食、夜不安眠，总是抑郁不安，对什么事都提不起兴趣。后来父亲把他从县中学校转到了市里的中学，他才摆脱了心中的阴云，情绪变得好起来。读高三时，王某有一次回家收高粱，心里突然冒出一个奇怪而可怕的念头，他觉得镰刀割的不是高粱，而是一颗颗人头。他就改用手拧，可是总觉得是在把一个个小孩的头掐了下来，当时吓得浑身冒冷汗。以后每次想起这件事，他仍感到心惊胆战。高考时，他以全市文科第一名的成绩考取了某政法大学。复习应考期间，他一门心思放在学习上，心理状态良好，但在进大学后，却又出现了心理问题：总觉得周围的人都很古怪神秘，即使是熟悉的人也觉得很陌生。他还常常感到心烦意乱，人多的时候觉得烦躁，一个人的时候又觉得孤寂。他曾去医院就诊，被诊断为脑神经衰弱，服了一些药，感觉稍为好了一点。大学一二年级，他脑子里再没有出现怪异的观念和可怕的形象，但情绪波动仍很大，经常一会儿高兴，一会儿心烦意乱，并且每隔一段时间便觉得心烦，干什么都提不起兴趣，晚上经常睡不着觉，一睡着便做噩梦，且睡着前眼前常常出现许多恐怖的景象，但第二天醒来便忘却了，所以当时也没在意这件事。然而，二年级的暑假回到家后，他又一次“旧病复发”。回家是使他高兴的事，所以他心情十分愉快，没想到第二天当他看到母亲用菜刀切西瓜时，突然感到自己的脖子有一种怪异的感觉。从那以后，他就老觉得各种利器都会弄伤自己，脑子被这个念头一直占据，一想起母亲切瓜的情景便出一身冷汗，想控制住不去胡思乱想却不能成功，索性就用睡觉来排除这个念头。但一醒来，他脑子里第一个浮现的仍是这个情景。发展到后来，他一看见剪刀、斧头、刀子，甚至一根小绳子、一个铅笔头都产生害怕的感觉。以后他越来越不能控制自己，有时甚至是下意识地促使自己去想一些恐怖的念头。比如走进寝室时，便想象自己是走进坟墓的入口；夜晚看见宿舍大楼窗口挂着的衣服，就想象上吊者；有时和儿童单独在一起，竟会冒出“我会不会害死他”的念头；有时甚至觉得自己生活在一个虚无缥缈的空间，周围的人都是行尸走肉。他常常怀疑自己的神经出了毛病，担心自己会发疯。现在，他对未来失去了信心，缺乏足够的勇气去面对现实和迎接未来的生活。

案例六　控制不住想骂人

现象：病友为男性，39 岁。

该病友近一年无明显原因地出现说话带骂人字眼，如“坏东西”、“丧门星”、“他妈的”。他内心十分厌恶，却又无法控制。慢慢地，他出现一种冲动，见人就想骂，特别是见到异性，骂人的欲望就更加强烈。病友明明知道这些人与他非亲非故，以前也并无大的过节，根本找不到骂人的理由，可就是控制不住地出现想骂人的冲动，为此焦虑不安，害怕丧失控制能力，担心自己会伤风败俗。为了对抗这些强迫观念和冲动，病友想尽办法，比如数数、背课文、背古诗、默读乘法口诀。此后不久，病友常反复计数或默读一些口诀，竟成了习惯，难以摆脱，内心十分痛苦。

强迫症的自我筛查

如何自我识别强迫症呢？不妨根据下面的提示来观察：

1. 反复思考一些无实际意义的问题，如人的耳朵为什么生长在头颅两侧？

2. 经常强迫自己计算毫无意义的数字，如一边走路一边数多少步。

3. 老是强迫自己回忆某些往事。

4. 总担心自己在某一场合失控而做出违法的事。

5. 自己不明白也无法控制地反复洗手或换衣服。

6. 总怀疑门或抽屉没锁好而反复检查。

7. 信寄出后常怀疑地址写错，后悔当初没有反复检查。

8. 在某些场合所想的和所做的总有矛盾，如站在桥边就几乎忍不住要跳河。

9. 对一些无关紧要的事或现象追根寻源总想弄明白，结果越弄越“糊涂”。

10. 见到或听到某件事总会联想到别的事，如见到车祸即联想自己的亲人出现意外。

11. 为摆脱强迫症状而刻板、重复地做一些仪式性动作，如为了摆脱反复洗衣服而不停地搓手。

12. 上床后浮想联翩、难以入睡。

13. 害怕自己会演变成精神病，怕无法医治而悲观。

14. 明知自己所想的或所做的事是不合理的而又无法摆脱，因而深感痛苦、焦虑不安。

如果你符合上述提示中任何四项或四项以上的话，就可能患有强迫症，必须到专科医院诊断治疗。

案例七　怀疑事物的真实性

现象：病友为男性，19 岁，未婚。

2000 年底，该病友无明显诱因出现头痛，睡眠差，不能注意听课，曾到各医院详细检查，均未查明病因。不久后他出现过分担心、反复动作，常担心电视没关好担心门没锁好，要重复检查好几遍，有时觉得手没洗干净，要洗三四次；对外界敏感，同学们在一起说话，便担心是在议论他，走在大街上，别人无意看他一眼，他便想到是不是自己衣服没穿好；害怕别人说自己，担心自己没做好事。因此，不久后他就因病退学了。他曾被诊断“抑郁状态”，服氟伏沙明 50mg/d 治疗 1 个多月，症状渐缓解，可正常生活。同年冬季参军，1 个月后他因无法适应部队生活而回家，在家协助父母经商，期间未见明显异常。

2003 年 3 月，病友无诱因突然觉得其身处的环境有一种不真实的感觉，且对周围事物不能正确判断，如：在照相馆洗照片时不知在哪，觉得是在大饭店；骑摩托车时觉得骑的不是车而是电视机；吃东西时觉得吃的是人的头、人的手；担心衣服里有火会烧到自己；感觉眼前的景物有一种模糊的感觉，看不清楚，像隔了一层玻璃一样，周围景物缺乏立体感，像照片一样成了平面；感觉家门外的地板成了断掉的阳台，不敢外出，怕出门时从楼上掉到楼下去；认不清父母，脑子想象父亲好像是自己的叔叔，反复问父亲："你是我爸爸还是叔叔?"于当地门诊及医院多次就诊，先后予氟西汀、舍曲林、文拉法辛等药服用数月，病情仍迁延不愈。后于2003年8月、9月、12月三次住院，诊断为"强迫症"，给予相应药物治疗，效果仅限于好转。第三次住院曾服氯米帕明最高剂量225mg/d，利培酮2mg/d，症状改善仍不明显且出现过度的兴奋，表现在病房内话多、活动多，提出各种要求，并有容易激惹的表现，持续4天后经过减用药物并加用抗精神病药物而逐渐在两周内兴奋症状好转。第四次住院时服用奥氮平、西酞普兰，疗效亦不明显，家属接其自动出院，出院后服用帕罗西汀治疗。

近半个月来，病友在家中什么事都不敢做，认为许多东西都是电视机，如刚摸过的房门以为是电视，要反复摸几次才能知道是什么；反复追问父母是自己的父母吗；诉说自己对事物第一印象判断是正确的，但仔细一想就想不明白了，就是判断不清看到的到底是什么。病友为此感到十分痛苦，想早日摆脱，主动要求住院治疗。

家族中病友的姨奶奶及堂叔有精神异常史（具体不详），母亲性格异常、心胸狭隘。

该病友为独子，母孕期正常，足月顺产，母乳喂养。自幼随父母一起生长，幼年生长发育同其他正常儿童。从小对自己要求极严格，衣服不能有一点脏，写作业时有一点错误就要重新写，假期作业必须做完了才能玩，苛求细节。8岁上小学，学习成绩较好，但与老师、同学关系一般，要好朋友不多。14岁上初中，放学后常在家检查书包等文具是否按固定的顺序摆放整齐，后因病辍学。16岁时参军去山东枣庄，1个月后因无法适应部队生活回家，后一直在家帮父母做生意，经营一家照相馆。父母均为个体户，疼爱病友，常鼓励其多和朋友一起玩耍，不让其学习太累，家庭经济情况好，关系融洽。该病友性格内向、孤僻，做事认真、刻板，不爱与人交往，喜爱看电视、画画、唱歌，无烟酒不良嗜好。

入院后会谈记录：

医生："你好，能简单说一下病情吗？"

病友："我从今年 3 月起，老穿不上衣服，怕穿上火。最早在 2001 年就有一些症状，但不太影响生活，那时候主要是反复看门有没有锁上，看灯有没有关上，老怕屋里丢了什么东西。"

医生："老穿不上衣服，怕穿上火是怎么回事？"

病友："穿衣服觉得穿上火了，看衣服就像火炉，看电视担心是火，发火苗。"

医生："你是把电视看成是火，还是担心电视是火，这两种不一样。"

病友："我是担心。"

医生："你觉得电视是火吗？"

病友："我觉得不是火，我担心是。就是一看电视，脑子里就有火的影子，是一个火炉子，放什么东西都不敢放，怕烧了。"

医生："眼前有没有火炉子？"

病友："眼前看不清，脑子里有个火炉子。"

医生："现在进病房后有什么不舒服的？"

病友："不真实的感觉，发生的事好像没发生一样，跟做梦一样。洗漱时看到水龙头觉得不是水龙头，看见别人洗我才敢洗。"

医生："知道是水吗？"

病友："不太清楚，看外面的东西像是画出来的，无立体感，看前面就好像有水、有坑，怕掉下去，不敢走。"

医生："在病房里看见害怕的东西吗？"

病友："看见脸盆觉得像人头，每次拿起都担心。看别人觉得是柱子、桌子、椅子。"

医生："你是把人看成柱子、桌子，还是人和桌子、柱子同时存在?”

病友：“我知道是人，觉得桌子、柱子同时存在，我就认为是个东西，就认为是会说话的物体。我觉得很痛苦，我得了病，需要治疗。没办法，我现在无所谓了，能平静地对待，觉得是得病了。”

医生：“你在家的时候，上二楼上不了是怎么回事?”

病友：“我上二楼觉得像一楼，二楼和一楼分不开。一楼有电视等家用电器，我觉得上二楼时就像踩到电视机上了，感觉物体不存在了，不知道是用什么往前走的。”

医生：“看东西变大、变小吗?”

病友：“看书、房子、人跟纸糊的一样，房子变小了，书大得像楼一样，人特别小，就跟在纸上画的一样，跟纸片一样。”

医生：“以前有疑心，是吗?”

病友：“没有。”

医生：“你觉得自己想什么，别人都知道吗?”

病友：“没有。”

医生：“周围没人的时候，能听见有人说话吗?”

病友：“有一段时间有幻听。”

医生：“什么是幻听?”

病友：“看不见人，老听见有人在后面说话，我也跟他说话，在大兴康复病房时有三天，打了针以后就什么都没有了。”

医生：“在康复病房有两次兴奋，是吗?”

病友：“是的，躁狂了。上篮球架、踩椅子、跳墙、转圈、说话多，可能是吃药吃的。”

医生：“曾经觉得自己是外星人，是吗?”

病友：“现在没有，是在大兴时，不知道怎么回事。”

医生：“还有什么不好吗?”

病友：“认人有困难，看父母认不出来，人还是那人，但感觉没有亲情了，疏远了，见了父亲，就怀疑不是父亲。”

医生：“你爸爸用车驮着你，你老感觉骑在妈妈身上，怎么回事?”

病友："老觉得骑在人身上。"

医生："是感觉骑在人或物体上，还是看成是在人或物体上？"

病友："分不清。"

医生："晚上为什么不敢上厕所？"

病友："我怕进去后我就出不来，我老觉得自己没有穿衣服，不敢出来。"

医生："照相馆变大饭店怎么回事？"

病友："我分不出来，分不出是屋里还是屋外，分不出有人还是没人。"

医生："吃饭不太好，是怎么回事？"

病友："上二楼吃饭，老担心吃了一楼的东西，如家用电器、插座等，就不敢吃。"

医生："你的性格像谁？"

病友："像妈妈。妈妈以前内向、认真、追求完美，后来变外向了，特别能干，事业干得好。我小时候就是做事情特别认真，写错一点，就要重写一整篇，考试要考满分，每次都想得第一。"

医生："有犹豫不决吗？"

病友："有，写作业认为没写完。"

分析：从会谈记录来看，病友存在的症状较丰富。同时病友述说的症状比较怪异、荒谬和难以理解，如一些表达"穿衣服觉得穿上火了，看衣服就像火炉"，"洗漱时看到水龙头觉得不是水龙头"，"看见脸盆觉得像人头"，"看别人觉得是柱子、桌子、椅子"，"我上二楼觉得像一楼，二楼和一楼分不开"，"上二楼吃饭，老担心吃了一楼的东西，如家用电器、插座等"，这些描述听起来让人很难理解和明白。

但是将病友的描述具体分析，并让病友将事实逐一确认，如"你是把电视看成是火，还是担心电视是火，这两种不一样"，"你觉得电视是火吗"，"眼前看不清，脑子里有个火炉子"，"知道是水吗"，我们会发现症状的根源所在。

分析症状，我们会发现病友有大量的感知觉方面的障碍，如把人错误地看成桌子、椅子，这是把实际存在的事物通过主观想象的作用，错误地感知为与原事物完全不同的一种形象，这是错觉的一种，叫幻想性错觉。此外，还存在大量的感知综合障碍：①视物变形症：病友看房子变小、人特别小等；②空间的知觉障碍：感觉到一楼的东西像在二楼了；③周围环境改变的感知综合障碍：觉得周围事物变得不真实了，发假，即非真实感；④对自己躯体结构方面的感知综合障碍。

另外此病友还有许多强迫怀疑、强迫表象，如穿衣服觉得穿上火了，看衣服就像火炉，看电视担心是火等，最后病友都能确定是担心，所以是一种强迫性的怀疑。并且，病友在出现担心的时候，同时在脑中会出现表象，如一看电视，脑子里就有火的影子，这是一种强迫表象。大量的强迫思维内容和大量的感知综合障碍同时存在，使这个病友的症状变得极为复杂和难以理解。

从整个疾病贯穿的表现和一个完整的病程来看，还是应该考虑强迫症为主。这个诊断的考虑一个是从疾病的整个病程来看，强迫性的疑虑和表象是核心，另外病友在幼年的性格明显具备强迫性人格的特点，并且病友目前对疾病的认识能力和求治欲望非常强烈，并且一定程度地保持着社会功能的存在，可以帮助父亲经营照相馆的生意。

从排除诊断来讲，这个疾病必须和精神分裂症鉴别。从病友的表现来看，目前并没有引出任何精神分裂症的症状，虽然在药物使用后的兴奋状态下有几天的幻听存在，但是这是药物治疗后的兴奋状态下出现的，持续时间短，不具备诊断意义。大量的感知综合障碍具有神经症的特点，但是又有很多让人费解的地方，并且病友出现有时辨认困难的情况，自我冲突感下降，症状很长时间存在，这种情况在精神分裂症的早期症状和分裂型障碍中也会出现。所以不能完全排除精神分裂症是否是其日后发展的一个可能，也可能病友的预后病程发展会有很大的变化，值得继续追踪调查。

（孟根花）

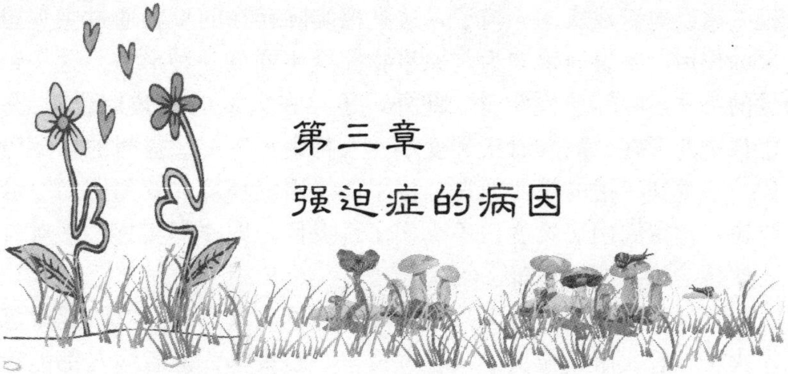

第三章 强迫症的病因

得病最关心的就是为什么会得这个病，可是医学的发展还是在不断的进程当中，我们对病因的了解虽然很多，但是可能还不是全部，并且病因的诸多理论和学说还在不断的研究和进展当中。虽说如此，了解病因还是能帮助我们更好地了解疾病的本质，也能增进我们对治疗的了解，因为所有的治疗方法都是对因而为的。

遗传因素

Pauls 等报告强迫症先证者的亲属中强迫症及亚临床强迫症患病率（10.3%、7.9%）均明显高于对照组（1.9%、2%）。Rasmussen等研究了 44 例符合 DSM－Ⅲ的强迫症标准的病友的家系，结果有 15.9%的病友的父母具有强迫症的指征。双生子研究发现，双卵双生子的同病率为 15%～45%，单卵双生子同病率为 65%～85%，这提示至少部分家族性是与遗传有关的。另外由于人格特征主要受遗传的影响，而人格特征又在强迫症的发病中起一定作用，故也提示强迫症与遗传有关。在临床上也观察到，约 2/3 的强迫症病友在病前即存在有强迫性人格。

还有很多更为复杂的基因的研究发现在强迫症发病中起主要作用的主基因位点的证据，认为强迫症的遗传是多基因遗传方式，并强调多基因背景下的主基因作用，也有一些研究认为不能排除常染色体显性或隐性遗传。

这些遗传方面的研究目前还都不能为每个病友准确地提供临床发病的预测，或者后代是否发病的预测。但是至少能给我们一个提示，疾病的出现有很多的遗传因素在起作用，是我们不能自己完全把握的。

神经生化因素

5-羟色胺（5-HT）系统：影响5-羟色胺功能的药物对强迫症状有效提示有强迫症的病友可能存在5-羟色胺功能的异常。5-羟色胺再摄取抑制剂对强迫症状的疗效需数周才能显示出来，因此在临床上可能有很多病友等不及这个时间，马上认为治疗没有效果，其实这是药物作用的特点。

多巴胺（DA）系统：不是所有的研究都支持5-羟色胺系统在强迫症发病中发挥着独特作用，约40%的强迫症病友对5-羟色胺再摄取抑制剂的治疗无效或疗效不明显。多巴胺系统可能在强迫症发病中发挥重要作用。

神经免疫因素

目前有关链球菌感染与强迫症的关系已经引起人们的兴趣。A群乙型溶血性链球菌感染可能导致2%～3%的机会引起风湿热，并且约有10%～30%的风湿热病友产生强迫症状。已经报道约有70%的席汉舞蹈症病友出现强迫症状。用风湿性心瓣膜炎病友的B淋巴细胞对鼠免疫处理制造B淋巴细胞单克隆抗体D8/17。用这种抗体对一小样本童年发病的强迫症病友或抽动症病友进行了测查，所有31例病友，其中29%为纯强迫症，均显示D8/17抗原水平升高，而21例对照组中仅仅有1例升高。因此，这种抗原可作为某些类型的童年强迫症的易感指标。进一步推测，感染或免疫中介因素可能至少在某种亚群的强迫症病友中起一定作用。

神经电生理因素

脑电诱发电位是一种大脑生理和心理活动的神经电生理指标，与影像学一样成为当代脑科学的研究手段。Sanz 等（2001）研究 19 个强迫症病友治疗前后的听觉 P_{300}，治疗前的 P_{300} 表现为低波幅，潜伏期延长，治疗后的波幅有所增加，但潜伏期没有变化，可能在治疗后额叶的抑制活动改善，让病友可以更自信地完成任务，所以波幅上升。国内何华等（1996）对 11 例未用药的强迫症病友和 20 例正常对照者的听觉诱发电位研究，P_{300} 的波幅与强迫症状对正常功能的妨碍程度和对症状的主动抵抗成正相关；而与强迫思维的时间、对强迫思维和（或）强迫行为的控制效果以及强迫症状带来的痛苦成负相关。P_{300} 的潜伏期与强迫思维的时间、对症状的主动抵抗、对正常功能的妨碍程度、对强迫行为的控制效果成正相关；而与症状对正常功能的妨碍程度、对强迫思维的控制效果、强迫行为的时间和强迫行为带来的痛苦成负相关。

神经解剖学因素

通过电子计算机 X 线断层扫描（CT）、核磁共振成像（MRI）、正电子发射计算机断层扫描（PET）、单光子发射计算机断层扫描（SPECT）和局部脑血流灌注（rCBF）等手段进行了不少强迫症神经病理学的功能和结构研究。较为一致的发现集中在眶前回-基底节-丘脑环路。①结构性异常：通过 CT 和 MRI 发现一些结构性异常，如强迫症病友有脑/室比增大倾向。②功能性异常：与结构性异常相对应，功能性研究表明，强迫症病友的额叶皮质和基底节与正常对照组存在不同。通过 PET，可见眶额叶的葡萄糖代谢增强趋势明显。PET 所见的前额叶异常与强迫症症状的严重性有关，相应额叶对应的神经心理测试表现较差。另外 SPECT 表明，前额叶血流量增加。尾状核的功能性异常结果不一致性很强，PET结果中活动增加、减低和无变化均有，SPECT见到尾状核头部血流降低。Lucey等发现与对照组比较，强迫症病友的左右上额叶、右侧下额叶、左颞叶、左顶叶、右尾状核和右丘脑的血流量下降；右前额下部的降低与症状严重程度明显相关。以上变化可能与年龄、起病年龄和左/右利手等没有明显相关性。在强迫症治疗后，功能性异常有正常化倾向的现象更支持了强迫症是前额叶-基底节异常的观点。

精神外科的发现进一步支持前额叶-基底节-丘脑系统对于强迫症的作用。对源于右前侧扣带回的局灶性癫痫发作行扣带回切除术，可明显减轻相关的强迫症状。脑皮质切除术和丘脑切除术可部分减轻强迫症状，即阻断前额叶-丘脑系统功能的结果。当然，临床上应用精神外科手术的方法对部分病友有一定疗效，但还存在病友接受性差、远期疗效不肯定、不良反应（毁损部分脑功能缺失）较大等因素。目前强迫症的精神外科治疗不作为临床推荐治疗。

心理及社会因素

心理及社会因素是强迫发生和发展的非常重要的因素。所以在治疗方面除了药物之外，更多的努力都会放在此处。医生会和病友合作，着力从各个方面去改善心理因素，从而消除强迫。

（一）人格特点

强迫症与人格有着密切的关系，许多研究表明，成人强迫症（OCD）可与人格障碍共存。几乎所有强迫症的病友都有强迫性格，如过分追求完美，过分注意小事，过分关心事物的细节，过分认真，做事有自己的一套程序，时常顾虑重重，犹豫不决，敏感甚至多疑，责任心过强，要求整洁、整齐，做事严格遵守各种规章制度，缺乏灵活性，完成一件事情后有强烈的不恰当感或自我怀疑，担心害怕事物的变化或改变等。强迫症病友在行为过程中，过多地为了顾及全面，把结果看得过重，有时为自己的利益或顾及他人利益，考虑得面面俱到，慎之又慎，要求自己所做的对人对己均好，还要符合道德水准，所以在做事时，常常举棋不定，怎么做都感到不满意，对此产生强烈的内心冲突。

修正强迫性格是治疗中很重要的任务之一。

（二）诱发因素

相当一部分病友起病时有一定的心理因素，尤其是急性起病的病友。即使是慢性发病的病例也常常可追溯到来源于日常生活中的各种压力、挫折、躯体疾病等，而且多数病例在心理压力状态下病情波动。对于女性来说，主要的压力因素包括怀孕、流产、分娩和家庭冲突等；许多青少年起病者常见的心理因素有学习压力大、同学关系紧张、恋爱挫折、家庭不和，以及父母对子女的教育方式例如过分严厉、父母教育不一致等。在心理治疗过程中帮助病友处理各种压力，提高他们的应对水平可以促进其疾病缓解并减少复发。

案例　想掐死孩子的母亲

现象：一位25岁的妇女在分娩期出现了强迫冲动意向而来就诊。由于生儿子养家撑门户的传统观念，婆婆与丈夫不喜欢她生了个女儿，一家人开始冷淡她。女儿常常哭闹不安，加重了她的照料负担，她身心疲惫。某日早晨丈夫上班后，她望着哭闹了一夜刚刚熟睡的女儿突然产生想掐死孩子的想法，而当这个想法一出现，她强烈地自责自己心狠。之后这种想法反复出现，随之而来的便是自责，并害怕自己不能控制而真的掐死孩子。这种念头越加控制却越严重，她为此而烦躁不安、恐惧不已。

分析：实际这是正常妈妈的体验，并不会伤害孩子的。妈妈实际上还是疼爱孩子的，绝不会伤害孩子，她的担心恐惧实际上是对自己的谴责。

许又新教授认为强迫症病友过于不接受自己，甚至苛求自己，这才导致自我强迫与自我反强迫的尖锐冲突，并且认为强迫动作既可以使焦虑减轻，也可以使其加重，这要取决于若干不同的情况和因素。首先，要看原发性强迫症状的性质和痛苦的程度，如果原来并不太痛苦，病友却企图消灭它，强迫动作可能使焦虑加重。其次，如果病友极力用意志控制自己的屈从性动作，那么一开始行动时病友有如释重负之感，然而若动作重复次数太多、欲罢不能，焦虑便又急剧上升。对抗性强迫动作开始总是有效的，多少能减轻些焦虑，对抗效应下降时仍重复下去，焦虑又会上升。第三，多年的慢性病友整天纠缠在僵化的动作程序之中，可以没有明显的焦虑。最后，病友对别人强求的成功可以减轻自己的痛苦；反之，对别人强求失败，自我折磨便要升级。此外，病友的一般心情和欲求水平对此也有重要影响。

这些可以看出如果能够让病友逐步地接受自己，不苛求自己，很多的时候症状会逐步消失。

各个心理学派中强迫症的可能机制

这同时也是治疗的理论依据。

（一）精神分析学派

弗洛伊德认为强迫症的发生与性压抑有关，强迫心理产生的原因在于病友的理想生活中出现了不能容忍的东西，即在自我面对某一经历感受时，产生的思想或感觉引起了广大痛苦，以至当事人决定忘记这一切。这一切往往与性有关，其防御反应是将这一切压抑下去。强迫症病友的应对方式是将思想与情感分离，然后又将其与不会发生自我矛盾的其他观念联系起来。由于这种错误联系，使该观念变成了强迫思维。强迫观念总是变相地自我谴责，从压抑中重现出来。强迫动作是继发的，是成功防御压抑内容重现的结果。之后，强迫被认为是退行回到肛欲期的结果，指出自我在防御对抗伊迪帕斯情结的力比多时，只能退行到较早的施虐性的肛门期水平，结果超我变得特别严肃和不友好，自我屈从于超我，通过反向形成表现为富有责任、遗憾和清洁等形式。精神分析推论强迫产生的原因主要是潜意识、前意识、意识三者之间发生了冲突、紊乱所造成的病理现象，是前意识在生活中出现问题，即前意识无法调控潜意识中的东西，使之产生冲动和失控感，对意识进行干扰而产生的混乱现象，或是自我和超我的冲突造成的。经典精神分析学派过于强调性的创伤这一观点遭到批判，但认为强迫症起源于精神创伤的观点却越来越受到重视。

（二）心理防御机制

Vaillaht 提出理智化、压抑、置换、分离和反向形成五种心理防御机制作为神经症的基本机制。其中与强迫症关系较大的是理智化，系用从感情上看来较不强烈的说法来思考本能性的愿望，且不付诸实际行动，但观念留在意识中，而感情却已消失，或为了避免与人发生亲热而对非生物给予过多注意，为避免表达内心感情而去注意外界现实，或为了避免感知整体而去注意无关的细节。它包括分隔、合理化、抵消、仪式性、补偿和魔术性思维，其中分隔是强迫思维的基础。但强迫思维和强迫行动也可以被认为是某种形式的内心置换，且分隔、合理化、抵消与强迫人格具有明显关系。

（三）存在主义学说

弗兰克林发现了相反努力定律，从现象学角度来说，认为所有的强迫症都有一个相似的形式，往往只是一些琐事缠绕着作为发病的背景。此定律认为人的意识有一种放大器，能使人专注某些现象而不顾其他。一个母亲在宴会的喧哗声中能听到自己小孩的哭声，这个放大器已经机械化了，也就是说母亲不必静坐在小孩身旁来聆听他的哭声，机械化会自动地把小孩的哭声从各种嘈杂声中拾起并给母亲以警戒。当意识自我想干涉机械化的活动时，结果只会是通畅流利的运动被间断，成为一种不连续的意向。因此，当一个焦虑万分的人努力把放大器关小些时，只会适得其反，会比以前更加焦虑，产生更严重的强迫症状。弗兰克林认识到神经症是一种不断自我加强的痛苦与恐惧，神经症病友的生命能量却在内心深处被抑制了。健康的生活需要目标，需要有种值得做某件事的感觉，产生精神疾病的原因就是失去了自己想做的事，然后像死水池塘的泛渣一样蔓延开来。因此，该学说认为无意义感是存在大量神经症的深层原因。存在主义认为一切心理疾病都是阻碍河流流动的恶果，是生命身体系统的某种阻塞，强迫症更是如此。

所以治疗师会努力让病友认识自己的存在，重点在行动和努力，用健康的生活方式去发现自己和完成自己。

(四) 人本主义学说

马斯洛学说将人的动机构造大致分为三类：①满足身体要求的动机（如温暖、饥饱、爱抚、安全等）；②自我和种族保存、生存的动机（如性爱、同情、社会地位、身份和名誉等）；③自我发展、创造实现的动机（如个人事业、自我表现、自我创造和体现优越性等）。

该学说认为如果第一层次未满足会导致个体产生身心障碍；如果第二层次动机未满足会导致个体产生人际关系障碍；第三层次未满足会导致个体产生精神疾病。强迫症病友的自我意识和动机非常过敏，并以神经质的过敏作为显著的病理特征。由于过敏和疑虑，因此，病友在人际关系、社交中产生种种不安全感，但对不安全感则采取僵硬的自我防卫、自我封闭的机制。这种防卫机制的僵化又进一步强化了强迫症。强迫症病友正是在不断的自我防御过程中，产生了过多的自我确实性、安全性等问题。

所以人本主义的治疗师会帮助病友重新去平衡自身的发展和实现，来消除病友的不安全感觉，改善病友的防御方式，融合自己和社会的关系。

（五）行为主义理论

这种理论认为强迫症病友的先占观念是过于关注恐怖性刺激，通过经典条件反射，这些刺激会引起焦虑。强迫行为就是对这些刺激的逃避或回避行为，这样强迫行为就减轻或防止了焦虑的产生。而强迫动作的持续存在就是病友学习减轻不舒服感觉的过程。Rachman 等认为强迫行为常常由某些环境因素引起，当强迫症病友暴露于相应的环境时，会有逐渐增强的不适或焦虑，而其开始强迫行为后常常体会到不适的感觉明显减轻了。

所以这种方式的治疗是通过逐步地给予病友适当的刺激，让病友逐步地适应，从不舒服到逐步地耐受，通过焦虑的消失来减少强迫带来的不适反应。

（六）认知行为理论

Beck（1976）认为强迫行为不是由于强迫思维引起，而是取决于病友如何评价强迫思维。他们往往将强迫思维的出现和其内容解释为是一个要对自己或他人造成的伤害负责任的征兆。正是这种认知评价使强迫思维成为一种不必要的体验，成为一种要采取行动的指令，接着就出现了强迫动作，对病友来说可以压抑抵消强迫思维，减轻了有负责任的感觉，这样焦虑也随之减轻，便逐渐形成了强迫行为，并长期持续存在。Salkovskis（1998）认为正常人群中轻度的“正常强迫思维”很常见，对此人们不会有情绪不佳和应对不良的反应，但对于易感者，即使是“正常的强迫思维”也会引起“对万一造成的伤害负责”的认知评价，且会成为采取行动的命令。这样一来，其不适感和强迫症状很快就达到具有临床意义的严重程度。

另外还有一些解释强迫症的症状发展和形成机制。如强迫症病友高估危险，将发生率本来很低的事件看成百分之百的必然发生的事件（1％＝100％），本来发生概率不大的几个事件相继发生的概率会降低，而病友却认为不会降低，甚至会更担心，从而导致过度的强迫行为，而强迫行为又进一步加重其担心。

病友常常存在许多错误的信念：想到什么行为，这个行为就可能被做出来；如果不能制止对自己或者他人的伤害想法，其罪过就等于实施了这种伤害行为；如果一个强迫性想法没有被压抑住，就等于放任它发生；其他因素不会削弱自己所承担的责任（尽管事情发生的可能性很小）；人应该完全控制自己的思想，如控制不住，说明无能。

强迫症病友在认知加工上也存在障碍，而使其即使症状看起来很荒谬，但病友却似乎不能分辨。例如严重的强迫怀疑，不敢相信自己的感觉是真的，明明离他很远的垃圾，他却觉得碰上了，而必须要反复洗涤；床底下很小的缝隙是不能藏下一个人的，而病友却反复查看等。而病友的强迫性仪式动作加重了病友的认知损害。

所以在临床的认知行为治疗中，治疗师会力图让病友明白是他自己对问题的认识和态度促发了强迫症状，改变这个认识和态度就会让强迫症状消失。

病因的描述可能还远不止这些理论，但我们从以上的内容足以窥见强迫症病因的复杂性，也可以从之推测强迫症的治疗必须要多维度进行，因此为什么说药物和心理的治疗同样重要也就不言而喻了。

（孟根花）

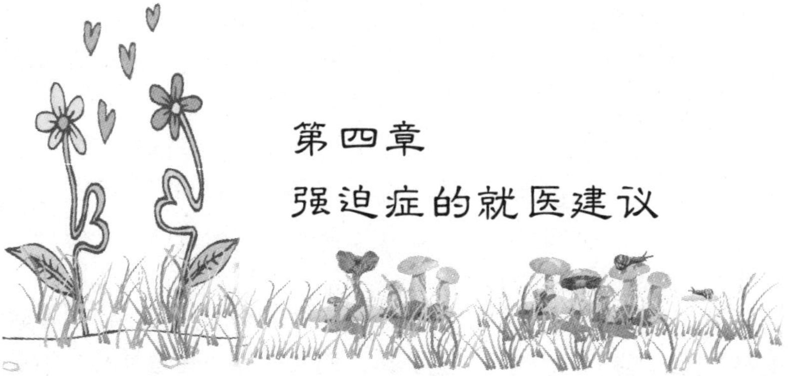

第四章

强迫症的就医建议

健康与强迫的区别

所谓真正的心理健康，似乎带有理想的意味，因为一个人一生中心理上什么问题都不出现，就像一生中从来不患任何躯体疾病一样。即使不说是不可能，至少是十分罕见的。心理健康是一个不断提高的过程，永无止境。正因为如此，它值得我们大家去追求，也才成为卫生科学奋斗的目标。

在我们日常生活中，大多数人曾出现过强迫现象，例如，不由自主地反复思考某一问题，或念叨某两句话，反复如此，但程度上不影响正常的心理活动和生活，所以不能看做是强迫症，通常可以采用心理学的方法加以纠正，使之不进一步发展，并且这类现象对生活的影响可以说是微乎其微的。

而所谓“强迫症”，是以反复出现的强迫观念和强迫行为为基本特征的一类神经症性障碍。这类疾病在神经症性障碍中以病因复杂、表现形式多样、病程迁延为突出的特点，且强迫观念和强迫行为干扰了病友本人的正常心理活动，并且影响他的能力和行为，影响到人际关系或家庭的幸福。所以，我们可以看出“强迫症”与正常人的强迫症状是不同的，区别就在于是否已经达到病态的程度，是否有损害自我和社会生活的功能，以及是否给自己生活带来痛苦的体验。

强迫症的危害

强迫症是常见的精神障碍，如果放任发展而不给予及时的、积极的治疗对个体有很大的危害。有很多强迫症的病友认为这只是常见的心理障碍，不需要治疗，认为对个体的躯体及精神也没有太大的危害，不会影响自己的社会功能，自己完全能够调整，再加上精神疾病的病耻感的存在等，都会影响其接受治疗。

其实不然，强迫症的危害不仅表现在病友自己的精神上非常痛苦，因为有强迫思维的纠缠，或强迫行为的重复，那种强迫和反强迫的存在使病友感觉生不如死；强迫症还会损害认知功能，强迫症病友存在不同程度的认知功能损害。强迫症的认知功能损害程度与病程、严重程度、起病速度、合并症状及强迫症状类型有关。慢性病程、病情严重、强迫观念者则认知功能受损明显。强迫症的认知功能损害表现在：①记忆障碍：强迫症病友存在视觉记忆、空间再认、工作记忆、非言语性记忆和数字瞬时再认的损害。强迫症病友可能更多注意事件的细节而影响其记忆功能。②注意障碍：强迫症病友存在视空间注意损害，其转换能力受损，病友把注意力过于集中于不相关的刺激，而对相关任务的选择性注意减退。③执行功能障碍：强迫症病友在做神经心理学测验时，由于对测验正确的过分关注和强迫思维插入的扰乱，使之进行缓慢，此可能与前额下皮质系统有关，强迫症病友的威斯康星卡片分类测验中错误次数、持续性错误、完成分类数明显较正常对照组差，当其出现错误时，病友在变换解决问题方法和检查下次是否正确的问题上需要花费更多时间。

以上结果都是近年来诸多国内外医学研究提供的结果，也许很多人看到会觉得很恐怖。其实简单地想，强迫症最主要是使病友正常的社会功能严重受损，强迫症状的存在使病友的工作效率明显降低，严重影响病友注意力的集中，严重影响其学习和工作，严重者可以完全丧失学习能力和工作能力，导致精神残疾，甚至影响其最基本的日常生活和社交活动。病友想摆脱，但都是以失败告终，自己无力摆脱，造成内心的极大痛苦。

案例一　老婆离开我了，到底为什么？

现象：“我是第十五次走进这个病室了，医生，我现在已经只剩下强迫了，老婆和我分手了，其实，不用我说，您也知道我的症状是什么，但是，我请求您再听我说一遍，如果不这样，我总是觉得我没有说清楚，怕您没有听明白，我会反复想这件事情，无法控制，我会为此而感到焦虑，越焦虑就会越无法自拔，不然老婆也不会和我分手……”

感受：“我现在是痛不欲生，医生，我求您救救我吧，我真的真的好痛苦，是强迫让我失去了工作，强迫赶走了我的信心，强迫让我没有了理想，最后它把我的家也带走了，在它面前，我失败了，败得一塌糊涂，我现在不能用一句后悔来推脱自己的责任，是我不遵从医嘱……”

分析：这是一位深受强迫症毒害的病友，在这里，我们通过病友自己的讲述和病友自己的内心感受可以看到，强迫症是一种需要系统就医治疗的疾病，因为这种疾病，严重地损害了我们的社会功能，它会无情地夺走我们的一切，而且从不会和你讨价还价。该病友反复十几次走进医院就医，这意味着什么呢？这个问题留给大家去思考吧，在这里不再多说，因为在这本书中大家会找到详细的答案。

警惕强迫偷偷来袭

当我们经常反复为某些或某种病原微生物和（或）某些疾病毫无必要的担心时；经常反复担心是否被污染而洗手，并且洗手的时间远远超过正常所需要的时间时；经常反复毫无原因地重复相同的话语，而自己明知毫无意义时；经常反复出现清洗、穿衣、吃饭等时要遵循特殊的程序，如果打乱此顺序就会出现莫名其妙的不安，必须重新开始做或重新检查时；经常反复检查门窗是否关好、煤气是否关好、钱物是否丢掉等，以缓解自己的不确定心理时；经常反复对自己做的事情产生怀疑，反复考虑细节来验证还是不放心时；经常反复不自觉地回忆或想象，自己明知没有意义却摆脱不掉时；经常反复地计数或脑海中多次吟唱某一段歌曲时；经常反复在某些场合，很害怕做出尴尬的事时；经常反复出现看到刀、匕首和其他尖锐物品时会感到心烦意乱，总是担心会伤害到自己，虽然知道不会，但还是担心时；经常反复出现破坏某些物品，或伤害他人或自己的冲动，并生怕哪一天会失控真的发生时；经常反复脑子里出现某一观念或某一句话，便不由自主地联想起另一个观念或词句时；经常反复担心自己的情绪会失去控制而导致自己丢人现眼或出现更可怕的后果时；经常反复在某种场合下，出现一种明知与当时情况相违背的念头，却不能控制这种意向的出现，十分苦恼时，如走在楼梯上，突然产生跳下去的想法，虽未发生相应的行动，但病友却十分担心会跳下去；有洁癖、幻想症、自慰过度等表现时，就应该考虑找心理医生或精神科医生进行咨询或治疗了。

案例二　是喜欢刨根问底的人，还是……

现象：“我总喜欢问一些无聊或者一些暂时无法回答的问题，如：我从哪里来？我到哪里去？为什么受伤的总是我？人为什么会从一个受精卵长成一个成人？什么叫成功？成功是不是有一个公式？水为什么是氢二氧一呢？为什么一加一等于二……然后就反反复复地想，做功课时想，工作时想，睡觉前也想。”

感受：“如果我停止思考这些问题，我就感觉生活的秩序被打乱了，会明显感到不安。这个问题没解决之前，什么问题也不愿想，什么事也懒得做，而这种问题在别人看来，似乎根本没必要关心，或者用一两句话就可以解决。但是我自己想的问题，会长久地存在，久而久之，那种想法更是挥之不去，我感到很痛苦又无助，不知道怎么办。”

分析：在强迫症中，很多人举的例子都是强迫性洗手，给人造成了假象，仿佛强迫症中一定有强迫性洗手这一项，其实不是的。这就是一个很好的例子，病友是很典型的强迫思维，他与那种有探索精神的人不一样，有探索研究的人有时候会放弃这种想法，甚至转移到其他的研究方面，而强迫思维的人不是这样。案例中的问题是一些基本常识。不难看出，该病友有点“走火入魔”的味道，表面上看显得志向很大。其实，如果我们出现了这些症状，那么我们就要小心了，这是我们的思维出现了问题，有可能强迫就在我们身边。

案例三　是不习惯吗，还是……

现象：“我是一名工程师，每天晚上睡觉前一定要穿上同一件睡衣，并且从卧室门口走五步走到床前，上床后要先将床下鞋子摆整齐，然后关灯睡觉，如果上述动作的顺序错了，或是漏了哪一项，我就会重新做，直到做对为止。有一次单位临时决定让我去外地出差，因为没来得及带上我每天穿的睡衣，我一连几天入睡困难。”

感受：“我觉得很痛苦，每天不停地折腾，有时几乎整夜不能安稳地入睡，影响我的工作效率。因为我的行为，爱人和我吵过无数次，她觉得我不可理喻，我也是有苦难言，但是我必须按照程序做完，否则，就别想做别的事情了。现在，每当要到晚上的时候，我就开始焦虑了，医生您帮帮我吧。”

分析：此即为强迫仪式。案例中，我们深深地感受到了病友苦不堪言，是强迫在折磨着他，症状影响到了病友的各个方面。这样的疾病是否需要积极治疗呢，我想答案是肯定的，应该积极地治疗。病友的表现虽然只是强迫仪式中的一种，但是性质却是大同小异。

别把强迫症扩大化

我们在防止强迫偷袭的同时，也要杜绝强迫的扩大化，那么这就涉及对强迫症的鉴别，也就是强迫症与其他精神心理类疾病相鉴别的问题。在这里我们只探讨一些常见的疾病，就症状方面多说几句，以帮助病友们在就诊时，选择一个更适合自己的科室就诊，达到尽快找到帮助的目的。

（一）精神分裂症和妄想性障碍

精神分裂症、妄想性障碍、强迫症都存在思维内容的异常，但是精神分裂症、妄想性障碍的思维内容异常主要表现是妄想，而强迫症的思维内容异常主要表现为强迫观念。

整个疾病的鉴别需要动态、连续、辩证地去鉴别它们，而不要片面、武断地下结论，并且需要家属提供观察到的情况，患者说出自己的内心体验等，医生进行仔细的分析和鉴别。

（二）抑郁症

抑郁症主要以情绪低落为主，同时伴有兴趣缺乏；而强迫症主要表现为强迫观念和（或）强迫行为，所以不难鉴别。更多需要的是医生连续不断地观察和评估，正确作出诊断并制订治疗方案。

（三）强迫症状综合征

所谓综合征就是多种疾病伴发强迫症状，多为躯体疾病和脑器质性疾病所致，特别是颅内的器质性病变，可以在临床上表现出强迫症状。但是结合病史及相应的客观检查，作出诊断并不困难。例如，颞叶癫痫偶可出现强迫观念和行为，呈发作性，并有其他颞叶癫痫的症状，脑电图、脑电地形图等检查可助鉴别。

（四）广泛性焦虑障碍

广泛性焦虑障碍和强迫症同属于一个谱系，二者有很多相似之处，但是，二者又有区别之处。鉴别的关键是二者的担心、焦虑、紧张体验是否具有强迫观念的性质。

（五）恐惧症

恐惧症和强迫症均可出现焦虑障碍，恐惧症的焦虑是由于客观环境中的特定事物、情景或场所诱发并伴有回避行为，常见的有广场恐怖、社交恐怖、特定的环境恐怖等。如果病友对客体的恐怖性体验伴有反复出现的难以抵抗的恐惧，同时采取强迫行为以缓解焦虑，并伴有强烈的痛苦感、欲摆脱感，就要考虑强迫症了。另外，恐惧症的病友对恐怖的体验只是在暴露于现实的情景时出现，并经回避行为后消失。

（六）疑病症

疑病症的特点是对自己的健康特别关注，我们单从表面上看，也是一种担心、一种怀疑、一种不确定的表现。虽然证据均表明自己没有患病，但是病友却不相信，多处辗转检查就医。病友认为采取这些行为都是必要的，而不是强迫症病友所体验的那种不必要感。

（七）抽动障碍

抽动障碍是一种突发的、快速的、不可自控的、一般无目的性的肌肉运动。我们主要和强迫行为进行鉴别，所以不难看出，强迫行为一般情况下是为了缓解强迫思维引起的焦虑，而抽动障碍的行为一般情况下无目的性。另外，抽动障碍的行为是不可自控的，但是，强迫症的行为是可以自控的，只不过是控制这些行为会出现强烈的焦虑体验，所以就会产生强烈的痛苦感。

但是，在临床上要想确定诊断一个疾病，远远不止这么简单，因为同一个症状可以出现在不同的疾病，不同的疾病也会出现相近的表现，没有任何一种疾病会按着教科书上写的那样，按着某些条条框框发生、发展。所以这就需要不仅仅从一个单纯表现出来的强迫的症状去考虑，还要从多维度、全方位的一个人的各个生活方面去考虑，一同构筑一个疾病临床的综合表现，并结合相应的病程及对个体的影响程度，同时与其他疾病进行鉴别，最终达到最后诊断和有效的治疗。

他山之石可以攻玉，了解强迫症的共性特征，正视疾病，早日走出困境

（一）性格共性

已经有很多的研究发现大部分病友都有特殊的性格特征，如多数青年病友非常爱干净、个性顺从、办事认真；成人病友一般时间观念较强，遵守纪律和制度，遇事过于谨慎、优柔寡断，事后不断嘀咕并多次检查，对自己要求过分严格，十分在意别人对自己的看法。有的病友主观、任性、急躁、好胜、自制能力差，少数病友具有精神薄弱的性格，自幼胆小怕事、怕犯错误，对自己的能力缺乏信心，总希望达到尽善尽美。更多的病友会在众人面前十分拘谨，容易发窘，过分疑虑，生活习惯较为呆板，墨守成规，兴趣和爱好不多，对现实生活中的具体事物注意不够，但对可能发生的事情特别关注，甚至早就为之杞人忧天，工作认真负责，但主动性往往不足。

（二）生活经历共性

大部分强迫症病友的发病原因、复发或加重诱因与本人的生活经历有关。大部分病友能指出在他们的症状出现或加剧前所发生的事件：如父母离异、家庭矛盾、工作变动、事业学业的挫折、

人际矛盾等。由于上述原因引起的心理紧张、情绪波动都可成为诱发强迫症的原因。

（三）成长共性

有研究表明，在孩童时代受到家长的严厉管制而无法适时表达个人情绪的人，这些人自由空间不足，父母处处给予管制，所以造成心理上的压抑，再加上他们找不到倾诉的对象，最终变得沮丧和失落。如果在成长过程中一直保持这一习惯，当面对挫折时，他们就不会向包括父母在内的任何人寻求帮助，而是一个人承受压力，当承受不了的时候就会出现一系列的异常表现，其中就包括强迫症状。这些症状的出现可以暂时缓解病友的焦虑与压抑，可是一个恶性循环也正在渐渐地形成生活的模式。

（四）认知歪曲共性

1. 歪曲的推理：这个歪曲的推理通常是虚构的，并不是真实存在的，只是想有这种可能性，或者是在推理这种可能性的大小，但是如果一个一个这样地推理下去，就会觉得这和真的一样，就会成为困扰自己的问题。而且，有的病友也说这些困扰是自己由一个问题再叠加一个问题再叠加一个问题以此类推而形成的，而这样的推理就是一个误区。我们把这样的推理叫做虚构的推理。但是，你会发现每一层推理的目的都不是那么直接，只是一个可能踩着另一个可能，我们就会发现这一串都是一些可能的叠加而已。如有的病友认为细菌会粘在手上，如果洗不干净，就会粘到衣服上，衣服又会和别的东西接触，细菌又会传到别的地方，这样传下去，就会到处都是细菌，到处都是不干净的。所以，在他的眼里世界就是细菌的世界，他无法生活和出门。

2. “万一”的陷阱：有好多病友都说他知道自己的担心可能性很小，但是万一发生了就会如何如何。例如有一位病友说：“我也知道洗不干净手会因为手上带的病菌而生病的可能性很小，可是万一要是洗不干净的话，传给孩子怎么办，或者会……”我们会发现说了这么多，病友关注的都是“万一”，那么这个“万一”的可能性有多大呢？如果这个“万一”的可能性很小的话，我们在日常生活中就可以忽略不计了，如果我们过于关注“万一”，就会制约我们的行为。

3. 思维的误区：仔细听听强迫症病友的描述，会发现很多的开头语都是“我想，我担心，我认为……”多数病友最后都会认为这个问题是我想出来的，所以我必须想明白了才行，或者想出办法来才行，其实有些问题是想不明白的，你常常会想完一个，接着再想另一个，无穷尽地想下去。例如有一位病友说：“如果我把病菌传给孩子，孩子要上幼儿园再传给别的孩子……那怎么得了呀!”

4. 强求完美：强迫症病友要求自己要么做得最完美，要么就不做了，呈现一种两极化的倾向。这种倾向的造成是因为特别要求自己是自立的，要求自己是最出色的，给自己定的标准很高，那么这种情况就会造成一个误区：如果对某件事没有把握宁可不做而立即躲开。逐渐地病友会发现对所有的事情都没有把握，都无法完成了。

5. 焦虑伴随共性：强迫症作为生活中比较常见的一种精神障碍，疾病本身令人痛苦不堪，它引发病友的焦虑情绪，会加重病友的痛苦，甚至焦虑情绪引发的痛苦程度会超过强迫症本身引起的痛苦，以至于病友担心的重点或想摆脱的重点变成了焦虑，而非强迫症本身了。严重的焦虑情绪是一种令人不愉快的紧张状态，是一种对人有害的心理状态，它会妨碍人们去应对、处理面前的危机，严重的情况下会让人什么都干不了，正常生活不能顺利进行。强迫症病友出现的焦虑情绪及其焦虑程度取决于强迫症状的性质和强度、对抗焦虑的措施、原有的心理基础的稳定性等。为了抵抗强迫引起的焦虑，大部分病友往往会采取一些行为或仪式，这些做法并不能永久地避免焦虑情绪的出现，所以只能暂时缓解焦虑，过不了多久病友必须再次实施那些减轻焦虑情绪的做法，这类做法不断被强化，形成恶性循环，痛苦和焦虑情绪也就随之变得更加严重。焦虑情绪会让强迫症病友出现生物学症状，这些生物学症状可按系统分类，包括呼吸系统、循环系统、消化系统、自主神经系统等，但是，并不是每一位病友都会同时出现所有系统的异常表现。全身紧张不能放松、眉头紧皱、唉声叹气、胃部不适、没有食欲、心慌、坐卧不宁、晕眩、呼吸急促、心动过速、睡眠质量差等都是一些比较常见的表现。

案例四　一位住院治疗病友对焦虑、强迫和自我之间相互作用的内心体验和解释，以及对治疗前后的比较

图 4-1 中一条 A 线和一条 B 线为解释而加，其余均是病友所画。A 线以上的部分是病友入院前的焦虑状态和对本病的认识；A 线和 B 线之间的部分是病友目前对强迫、焦虑、自己三者的认识以及将来要达到的状态；B 线以下是病友用坐标来对比自己入院前后焦虑状态的变化，具体解释如下：

第一部分（A 线以上）：病友说："最下面是我自己，头上面有四条曲线，那代表我的焦虑程度，这个焦虑是由强迫带来的，所以我就极力地去克服强迫，但是事与愿违，越克服就越焦虑，越焦虑就越强迫。最后我自己要对付两个问题：焦虑和强迫，而且强迫成了焦虑的武器，所以我特别难受，不知怎么办。"

第二部分（A 线和 B 线之间）：病友说："里面小圈以外的部分是我现在的情况，我的生活已经拥有了一部分强迫，而且它站在我这边，一起对付焦虑，这样焦虑就不会那么强大，所以程度减轻了（从箭头线可看出）；而里面的小圈子是我将来要达到的状态，那就是我、强迫、焦虑三者共存。"

第三部分（B 线以下）：病友说："我用坐标系来对比我的焦虑，上面的横坐标代表焦虑的时间，纵坐标代表焦虑的程度，最上面的一条横线是我入院前的焦虑状态，而下面的曲线是我现在的焦虑状态，有四个时间比较明显，分别是早、中、晚三餐前及睡前。"

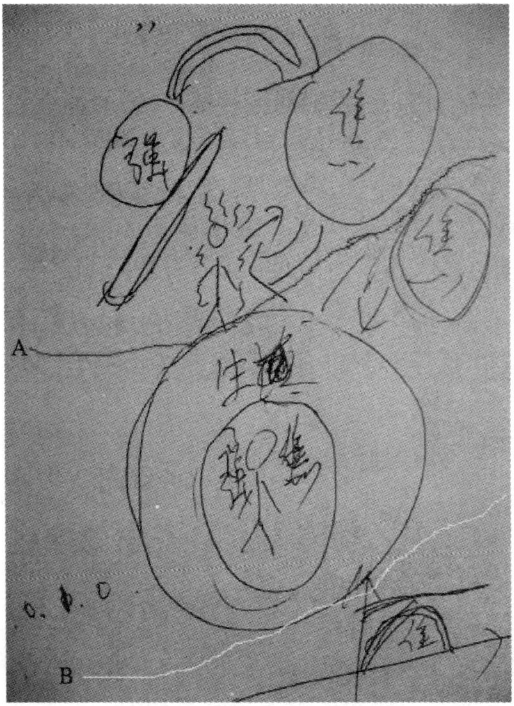

图 4－1 强迫症病友自作画

克服强迫要有足够的耐心

强迫症是生活中并不少见的一种精神障碍。最初，它可能只是一种病态的倾向，只要当事人能够及时意识到其某些行为的不合理性，并寻求相应的帮助，给予积极的控制，其发展的速度就会得到抑制甚至是完全将疾病的种子扼杀。然而，有很多强迫症的病友不能及时地识别，或者认为，这只是常见的心理障碍，不需要治疗，认为对个体的躯体及精神也没有太大的危害，不会影响自己的社会功能，自己完全能够调整，再加上病耻感的存在等，延误治疗，或者丧失了最佳的治疗机会。因此，在症状不断发展的条件下，控制、克服疾病就变得困难了，不经历长期的过程是难以实现的。我们之所以要储备足够的耐心，是因为强迫的形成并不是一朝一夕的，而是在一定的心理环境基础之上，经过一个循序渐进的过程凸现出来的，而且，经过一个精神交互作用得以强化。病友常常不能充分意识到他们病情的强化过程，症状逐渐得到巩固，病情也趋于严重。这一长期的过程恰恰是我们耐心储备的原因。想要重获健康，就必须要在长期的治疗中经历忍耐、失望与坚持的过程。

强迫症病友怎样正视焦虑，与焦虑和平共处

强迫与焦虑是一对孪生兄弟，有强迫就一定有焦虑，只不过是程度的差异而已。前面已经对强迫和焦虑的伴随作了一些介绍，就像我们的生活一样，因为有想成功的预期，才会对失败产生焦虑；正因为有生的预期，所以才会有死的焦虑；因为有想得到尊重和好评的预期，才会有对在人前表现不好的焦虑；强迫亦如此，正因为有彻底清除强迫的预期，所以才会有焦虑的伴随。只要有预期就会有焦虑，预期和焦虑永远都是同时存在的，这是客观现实。我们必须认清并接纳这一事实。如果想要消除焦虑就必须抛弃所有的预期，这是绝对不可能的，只要我们活着就会有预期，正因焦虑的存在所以我们积极地修正错误逐渐向预期靠拢，适度的焦虑还可以唤醒我们机体的各个系统，维护我们机体的健康，适应外部环境。尤其是当我们患有强迫症，正确处理强迫、焦虑、个体之间的关系就显得更加重要。所以，病友应认清焦虑是不可消除的本质，接纳焦虑这一客观事实，顺应焦虑的自然规律，带着焦虑去面对强迫症状。而不是先消除焦虑再治疗强迫，同样，也不是先治疗强迫然后再治疗焦虑。

案例五　怎么平衡自己?

现象："我自己内心的平衡能力特别差，无论是外界的还是内心的，有一点风吹草动，我就特别容易情绪波动，一情绪波动我

的强迫也会加重，所以我的强迫也变来变去的。我一直在忙着治疗强迫，可是您说我更重要的是学会平衡自己，控制波动，这样就能减少强迫。那么我应该怎样调整这种平衡能力呢?”

分析：我们能理解这位病友的困扰，平衡差—情绪波动—强迫，这是一个互动的循环过程。一般来讲，一个人是否心态平衡，主要和他对预期与现实之间存在差距的接受有关系。如果预期的远远高于现实，就会让人产生严重的焦虑情绪。怎么应付这种焦虑情绪呢？这要分情况，比如在疾病前期的时候就不要太着急，因为已经失衡了，再调整也不会那么快，随着治疗的进展就要靠心理治疗来帮助调整，要分步骤来解决，不要把所有要解决的问题都堆在一起。在疾病的早期有很多症状纠缠着病友，病友想一下子平衡过来，恐怕很困难。但是在疾病的恢复期病友就要去学会处理自己的平衡，一般要学会设置自己的预期，结合自己的预期先是作合理的计划实施，排除不可能的目标。

很多病友忽略平衡差—情绪波动—强迫之间的关系，总想在出现强迫的时候再治疗强迫，其实强迫一旦开始出现，首先应是控制强迫的症状，之后的治疗更重要的是学会平衡自己，避免下次的强迫出现。学会平衡自己这本身也是一种生活的态度。

强迫症的疗程及预后

相对来讲，强迫症的症状具有波动性的特点，临床表现是多样的，一般起病缓慢，病程较长，症状可持续多年，病情时轻时重。强迫症疾病本身也是一个复杂的疾病，里面包括各种不同的疾病亚型。所以病友会有各种不同程度的临床损害、不同病程的演化、不同的临床治疗效果，以及各异的合并症状，这些都会影响到疾病的结局。对于那些初始症状严重，合并人格障碍，有多种合并症状，症状表现是储存、性和宗教类观念，自知力不好，病程长，起病早，治疗前抑郁明显，治疗动机不足，污染和清洗仪式表现的病友来说，治疗上更要做好长期疗程的准备。病前性格特征明显、发病年龄较早和病程较长者预后欠佳。病前有较明显精神因素，强迫性性格特征不显著者病程较短；无阳性家族史者的症状也有可能自发缓解。

案例六　为什么总是不好？

现象：“我吃了一段时间药物，也做了一段时间的心理调整，现在洗手的次数少了，但是洗澡什么的时间还是特别长，我不知道是否已经有好转？我觉得自己好得特别慢，就会想自己不够努力，所以就会责怪自己，总是想这个问题，自己感到特别苦恼，该怎么办呢？”

分析：治疗要看大的方向，不要纠缠于个别症状的好转，如果治疗的总体方向在往好的方向发展就证明治疗是有效的，而且在治疗的过程中会有波动，所以我们必须把握住大的治疗方向。另外疾病的康复是一个缓慢的过程，俗话说“病去如抽丝”，所以不能着急。当病友感到向好的方向发展了，一定要自己想办法去应对这些问题，不要总是关注症状，关注是否存在，还有多少等。从病友提供的信息看，洗手有一定的好转，洗澡还比较慢，说明症状还是有好转的地方。

另外也要了解强迫症的疾病特点，强迫症的好转不是一下子所有的症状都减轻，总是有先好和后好的，希望病友能够了解这个特点，调整自己的情绪，缓解自己的焦虑。应从以下两个方法入手：一是和负责治疗的医生商议治疗的效果、进度等方面的情况，和医生商议治疗的调整；二是自我转移注意力，做自己该做的事情。我们知道森田疗法的理念是不在乎什么样的活动，关键是在行动中，要全身心地投入进去，更重要的是把心放进去，不要做着活动，心里却想着强迫的症状。

强迫症初治失败的常见相关因素

虽然强迫症的治疗成功率被认为有60%～70%以上，但是在现有的医疗条件下，病友面临的治疗失败的情况仍较常见。其中相关的因素有：

（一）疾病诊断方面

目前的医疗情况下，病友远远多于医生，医生给予每个病友的诊疗时间肯定是有限的。如果是病情典型、家里提供病史明确、病友所述很清晰的病例，诊断肯定是很容易的。但是，一部分病例的诊断可能具有比较大的难度，这通常和病友的临床症状可能不典型、病友没有充分地谈出自己的内心体验、病史的报告不详细等有关，例如伴有强迫症状的精神分裂症或强迫性人格障碍等疾病。比较特殊类型的病例如果按照普通的强迫症治疗就会有困难，疗效非常有限。

（二）治疗是否得当

包括治疗药物的选择、剂量的调整、治疗时间的把握以及心理治疗的应用等方面都对治疗的成功与否产生重要的影响。应该说影响治疗的因素非常多，同样是经过药物治疗的病例，有的病友用药只有几天，之后自认为无效就不再吃药了，这样的观点肯定不对；有的病友吃药的时间虽然很长，达到几个月了，可是剂量一直停留在较低的剂量，根本没有加至治疗剂量，效果就如同“给一个饭量是一碗的人吃饭，但是只给半碗的量”，这样肯定达不到“吃饱”的程度，治疗也就没有预期效果了；有的病友在多种药物之间不停换用，没有坚持某个药物达到足够的疗程和剂量，这样貌似多个治疗效果不好，其实是每个治疗都没有充分，说无效并不科学。

（三）病友及家属对治疗的配合性

医疗资源很多也很杂，网络、媒体给医生带来帮助的同时，更多地带来的是困扰。很多病友和家属拿着网络等咨询来的信息“质问”医生为什么不这样、不那样。其实，反过来应该想想目前世界上到底是网络在看病还是医生在看病。医生是个很专业的职业，一个医生不经过十几年的医学专业训练是根本没有资格和能力坐在诊室里给病友看病的。所以病友还得慎重地考虑到底该遵从哪个意见。另外，如果病友对治疗有不理解的地方，应尽可能向医生咨询商议自己的治疗，医生肯定愿意和病友一起讨论医疗问题，而不是讨论为什么网络这么说、那么讲。另外在治疗中病友没有遵照医生的意见进行治疗，治疗部分中断，导致效果不佳、病情反复的例子比比皆是。我们治疗中的案例多数不是因为疑难治不好，而是没有经历真正规范的治疗而导致病情顽固。

正确地看待来自网络、媒体、报纸等相关方面的宣传与广告

我相信，我们的病友不止于一处看过，诸如“新疗法，一次性彻底治愈强迫症顽疾，免费赠送药品，体验新药的神奇疗效，彻底根治精神顽疾”等这样的宣传语句。这样的信息与广告，我们应该怎么样正确看待呢，让我们先看一看下面的案例。

案例七　我经历的“包好”和“去根”

现象：“我原本也不相信什么‘包好’、‘去根’的说法。可是一生病，人就急了，你也知道大医院的医生总是一副态度冷淡的样子，也不说什么时候可以治愈，挂号又那么不容易，所以昏了头，就去了。人家态度热情，还说肯定好，能‘去根’。我去了六个月，钱没少花，吃了很多药物，都是胶囊、粉末的，很贵，也不知道什么名字，一点不管用，最后还得上医院来，真后悔。”

分析：什么叫“包好”？什么叫“去根”？一听就有点江湖味道，怎么能相信呢？我们能理解病友说的大医院医生的冷淡，是因为他们从不说什么“包好”、“去根”，也不会做任何的保证。这是因为医学本身就是很复杂的科学，很多疾病从病因本身上都没找到“根”呢，那又何谈“去根”的说法呢？所以正规的医院医

生能保证的是系统的、科学的治疗，从不会在“包好”、“包去根”上下工夫的，更不会用这些做幌子来吸引病友。

我们能理解病友在疾病之中，求治心切，所以很容易受外界的影响，其实这个也比较容易避免。病友应认准国家级的大医院，毕竟目前的医院还都是国家管辖的，医生不太可能在里面胡作非为，而且医疗的水准也都是有要求的，就算事后投诉，您也是有部门可以去找的，上面卫生局、卫生部层层管理着呢！那些网络、小门诊有如此的保证吗？

客观地说，强迫症的病因目前都是假说，也就是一些科学的推理之类的说法。目前还没有定论就是哪个原因直接所致，所以治疗上也是针对这些假说采取综合的措施。另外，举一个简单的例子，同样是感冒，但是感冒的症状却有不同，敏感的药物也不一定完全相同，而且因为个体的差异治疗也会不尽相同。治疗感冒尚且如此，那么治疗强迫症就更是如此了。

另外，药物是治疗的重中之重，治疗强迫症的药物都是处方药物，这意味着没有专业医生的处方和使用意见，病友是拿不到药物的，也就是说治疗需要专业的、专门的医生的意见。而这些药物必须有正规的厂家、出厂编号、药物准字等，并且一定是有很多临床资料的验证和研究证明有治疗意义且是安全可靠的，并通过国家食品药品监督管理局的审批。没有这些保证的药物最好慎重选择！

强迫症病友面对压力如何调整自己

因为强迫症状的存在，强迫症病友会出现焦躁、烦恼、易怒等各种不良情绪的表现和体验。我们应该看到这种情绪反应是正常的，因为它们必然伴随着疾病出现，就像发热、流涕、咳嗽总是和感冒在一起一样的道理。如果不出现这些情绪反应的话，那可能“强迫症”的诊断就值得怀疑了，或者至少不是典型的“强迫症”。所以摒弃这些情绪本身也就是在否认疾病，这对疾病的康复没有好处。接受情绪，接受强迫的疾病，并学会怎么样对待这些情绪反应才是至关重要的。你越讨厌这些情绪，它就有可能越要跟着你，就像打太极的原理一样，把一个皮球放到水面上，当你越用力去打它，它就会跳得越高，反而当你轻轻地打它，它却跳不起来了，不去碰它，它也只是留在水面上而已。这个道理提示我们，必须尝试接纳这种情绪反应。

接纳情绪的最好办法不是和情绪作斗争，更多的是管理我们自己的行为。平时生活中大家也会有这样的体验，我们越关注症状，就会越焦躁、烦恼、易怒，有意义的行动就会越少；反过来当我们有意义的行动多了，我们就不会那么关注症状了，情绪反应自然就渐渐地烟消云散了。换句话说，关注的主题变了，症状就不是生活中主要关注的内容，那它给你的回应力也就小了，情绪也就随之稳定了。

实际上我们每个人每天都要面临各种各样的压力，有压力就会有情绪反应，为什么病友们这么怕情绪反应的来临，就是因为害怕情绪反应的来临可能会使自己的症状发生波动，自己面对情绪毫无办法。其实，对情绪反应应该一分为二来看待和处理，恰当的情绪反应是我们前进和分析事物的动力，在这些动力下会做出一些成绩，取得意想不到的收获，但是不恰当的情绪反应就会出现问题，甚至影响我们的健康。所以对待情绪首先要接受，毕竟情绪的到来肯定是有原因的。之后应该学着去分析和认识情绪，了解导致情绪的原因，并据此来调整生活，情绪也就会逐渐平稳。凡事成功与否，不仅仅取决于我们个人的努力，有许多我们知道的因素，也有更多我们不清楚的因素在干扰，不要过于苛求。

建议对待强迫症状和不良情绪都坚持以下的几个原则：

1. 顺其自然，不对抗，不逃避，也不随波逐流，与症状和平共处。

2. 重在行动，为所当为，用有意义的事取代无意义的事。

3. 持之以恒，灵活应对。

4. 转移注意力，分散压力。

5. 学会宣泄情绪反应。

6. 自我鼓励，自我暗示，例如在周围醒目的位置贴上几张纸条，纸条上写："我已经做得很棒了。"借此鼓励自己没有必要过分强求完美。

（李　刚）

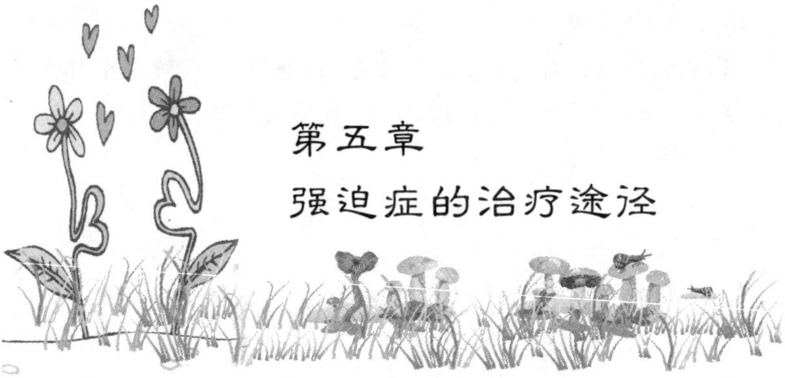

第五章 强迫症的治疗途径

强迫症的治疗途径是由强迫症的病因决定的。强迫症的病因很复杂，正因为病因的复杂性，决定了强迫症治疗途径的多样性和多途径性，也就决定了强迫症的治疗手段和途径并不唯一化。虽然治疗途径很多，纷繁复杂，但是总有万变不离其宗的最根本的办法，我们形容它是“一个主体努力，两条腿走路，多方面配合”。所谓“一个主体努力”指的是病友自己对待疾病的态度是积极主动地治疗、密切和医生合作、持之以恒地坚持和努力；“两条腿走路”是指药物治疗和心理治疗都是重要的治疗方法，不可偏废任何一方；“多方面努力”是指在治疗中还需要家庭、社会等各方面的接纳、帮助、鼓励和支持。只有做到以上三个方面，才能帮助我们的病友早日和强迫症说再见，摆脱强迫的纠缠，让它尽量地远离我们，还给我们一个健康的心灵。

“一个主体努力”

现有的医疗活动中，多数是医生安排治疗，病友能够配合就足矣。但是强迫症病友的治疗存在一些比较特殊的地方，病友自身的配合和主观的努力会影响到疾病的治疗。很多时候，因为强迫症疾病的特殊性，疾病的治疗过程会大大影响病友的治疗信心，所以这是个自信心和治疗结果互为循环的过程，而这个循环需要在治疗中逐步加强，而治疗开始的时候需要病友付出很大的努力。从很多治疗失败的案例来看，主观的努力和重视不足是很主要的失败原因。

从疾病的治疗过程来看，强迫症的病程特点是波动性为主。波动性意味着症状会一段时间内比较重，一段时间内比较轻。很多病友自然会在重的时候看医生，对治疗积极，并且是不治疗好不放弃。可是治疗是个长期的事情，尤其是强迫症状重的时候可能需要药物干预的成分更多，而之后症状减轻后的心理康复部分可能是最主要的治疗。这时候要学会识别强迫症状，学会应对强迫的办法，学习症状严重时候的自我应对等。但是现实的情况是，很多病友在症状减轻时放松警惕，对医生的治疗不再关心，觉得自己再也不会犯病等，放弃进一步治疗，甚至认为这次的治疗也是自己自然而然就好了。殊不知这样就没有为预防以后症状的波动做任何准备，稍有风浪袭来又会陷入强迫状态。

强迫症状有时候会迅速袭来，有时候是慢慢地潜隐着发病，无论如何发病，一旦症状出现，病友就又会积极要求治疗，并追求治疗的疗效和速度。同时基于上次的治疗经历和以往治疗过程中获得的各种信息，病友会出现各种各样的猜测，对疾病的治疗信心大打折扣。并且随着强迫症状的出现，病友的情绪波动会非常明显，纠缠、犹豫、反复询问、不信任、执著、误解等都增加了治疗的难度。甚至病友会对原有的治疗药物和医生缺乏信心，更确切地讲是因为太想快速康复而导致的误解。病友频繁地换用药物，甚至频繁更换不同医生就诊，导致更多的诊疗混乱情况。这些无疑都会延误治疗的时机，对治疗不利。

强迫症的治疗一般是要做好长期治疗准备的。很多病友说“强迫怎么去不了根呀?”，事实上是病友对这种疾病不理解才会有这样的想法。疾病本身就伴随着人的一生，人没有对任何疾病去“根”的能力，或者说人这一辈子就是要努力地生活，避免各种疾病的可能。强迫症的出现会很大程度地干扰生活，所以在没有给予病友足够的心理治疗的时候，很容易让病友放松警惕，期待简易地“去根”，这个希望本身也在给病友自己种下失望的种子。

强迫症病友自己的性格是要求完美、仔细，容易两极化地评价自己和各种治疗，所以这些性格特点也决定着在临床之中医生需要有足够的耐心。医生的耐心和细致能够引领病友渡过治疗的难关，而病友也会增加对医生的信服力，从而将治疗坚持下去。所以需要找到给人以信心、亲和力、耐心细致的医生，从而增强病友的配合和依从性。

强调主体的努力是因为强迫的治疗确实相比其他内外科常见疾病的治疗要花费更多精力和心思，并且治疗中病友的信心是治疗得以坚持下去的最主要的因素，这是治疗成功的先决条件。加强主体的努力度是需要医生和病友配合的，最主要的是医生和病友要建立起治疗联盟。这种治疗联盟的基础是信任，在信任的基础上，医生帮助病友充分地了解认识疾病，树立起治疗的信心，最终走出疾病的困扰。

“一个主体” 的努力策略

（一）转移对症状的注意力

当出现强迫症状时，转移注意力去做其他有意义的事情是很重要的。很多病友将注意力集中在“我该不该强迫，做还是不做强迫动作”，仿佛在和强迫症状作争斗，一定要得出一个完美的结果一样。其实和强迫之间打的应该是个巧妙的战争，应该避免和强迫症状正面交锋，最好的做法就是一定要尽量想办法转移注意力，尽快带着强迫症状去做身边力所能及且有意义的事情，在做事情的同时强迫症状自然会逐步地消失。而不是期待和强迫症状斗争后这些想法或感觉可以马上消失，因为这是不现实的，并且可能斗争的结果反而是更多的强迫症状出现。全身心地投入去做自己选择的事情或活动，只要你坚持认真地做了，就会发现强迫症状不那么强烈了。所以在森田疗法中的“顺其自然，重在行动”

更多的指的是对症状要顺其自然，它有就有、在就在，随便，而我们必须要忍受许多症状的阻挠力量继续往前走，确定新的目标，认真做身边的事情，而伴随而来的就是这些强迫症状的阻挠力量会逐步地衰减下来。所以，和强迫症状的斗争是个行动向前的努力过程，这个努力的过程需要不间断地练习和演习，是一个边学边做的过程。在此过程中可能需要医生的帮助，有时也会需要药物的帮助，这也不是听一次课、看一次门诊、吃几天药就能解决的问题，而是一个连续治疗的过程，这个过程也是因人而异的。

（二）集中对该做事情的注意力

刚才说的是对强迫症状的转移注意力，而同时也应该尝试如何专心、全心全意地做每一件事情，尤其是对很多有强迫检查和对记忆有犹豫现象的病友。这个过程中学会认真、仔细、缓慢地完成，集中注意力在目前正在做的单一事情，在做这件事情的时候，让自己的大脑静静地停下来，就想眼前做的事情，让这个动作深深地记在脑海当中，这样事后就会减少你的疑虑，降低焦虑程度，缓解强迫症状。

（三）不强求完美

强迫症病友常常过分疑虑，强求完美，做事过于认真、刻板，常常苛刻地要求自己，对自己做的点滴小事或错误也后悔自责。其实病友应该认识到自己处处强求完美的心态是不正确的，世界上不存在十全十美的完人，也没有十全十美的事情。我们可以尽力把该做好的事做好，但我们也应该接受有犯错误的可能，包括在治疗的过程中也是如此，我们既然允许疾病的康复，也就应该接受疾病波动的可能。我们要想治疗好疾病，也要某种程度上接受要和它一起共存一段时间的现实，症状不可能明天就消失，但是有我们共同正确地对待和治疗，相信它在未来的某个时间一定会离我们远去。

案例一　我的治疗有效果了吗?

现象:“我吃了一个月药物，现在洗手的次数少了，但是症状没有完全消失，并且洗澡的时间还是特别长，而且觉得自己还有很多的强迫症状，所以我还是很苦恼，我不知道治疗是否有作用，为什么洗澡的症状还是很困扰我，是不是就好不了了?”

分析:我们不难看出这位病友对治疗的期望值是什么，过分强求立竿见影。我们治疗要看大的方向，不要纠缠个别症状，如果症状总体在往好的方向发展就证明治疗是有效的。因为强迫症的治疗是个比较长的过程，并且治疗中会受到很多社会心理因素的影响，所以在治疗的过程中有波动的出现可以说是偶然，其实却是必然。治疗中我们必须把握住大的方向，观察整体治疗的情况是好是坏，并且每个症状的变化又是如何的，综合起来考虑。有的时候病友会和我们医生说症状一点也没有好转，可是家人反映病友情绪好了、发脾气少了、动作快了一些等;有的时候家人反映病友没有一点好转，动作还是很多，可是病友却认为自己好了一些，因为心理的感受好了很多，不那么紧张和心烦了。其实这两种现象都是病情好转的表现，只是表现的方式和出现的状态不同，并且因为疾病的承受人和观察者从不同角度出发，因此得出的结论也就大相径庭了，所以在判断的时候需要掌握各种信息去判断。

另外，疾病本身有着比较复杂的情况，恢复过程中可能有着各种各样的情况，疾病的康复过程也是一个缓慢的过程，就像抽丝一样，不能着急。当病友感到向好的方向发展了，一定要自己想办法去应对这些问题，不要总是关注症状，关注其是否存在、还有多少等。

(四) 学会放松

强迫症状袭来时伴随着各种扰人的情绪和感受，所以我们可以想象病友的整体状态和感觉、情绪会像过山车一样变化，一会儿在谷底，一会儿在巅峰。所以病友必须学会放松自己，帮助自己平缓情绪，解除紧张压力，减轻焦虑程度。这些手段可以是从事各种有趣的文体活动，也可以是学会和人交流，还可以是积极地接触外界。所以治疗强迫症的时候不仅不要和正常生活割裂开，反倒是要积极地坚持正常的学习与生活，做自己应该做和力所能及的事，让生活充实起来，这样走下来会帮助减轻症状的干扰，恐惧和焦虑也就会逐渐减轻。

（五）学会与症状和平共处

强迫症的症状并非一日形成，是通过一个过程逐渐出现和强化的，进而逐渐变得根深蒂固。所以，强迫症状一旦出现，虽然看着可能出现得很突然，其实之前肯定或多或少已经逐渐潜伏了。因为我们的生活、工作、学习、社交等各方面都深受其害，所以我们最可能的态度就是对其深恶痛绝。如果它对我们的影响不那么深刻与广泛，我们也就不那么讨厌与畏惧强迫症的存在了。但是要去治疗强迫症，我们还要保持一个沉着冷静的态度才可以。我们对待强迫症状的态度会很大程度影响我们的治疗。举一个简单的例子，如果我们用力压一个弹簧，那它产生的反弹力就非常大，而如果我们不那么用力压它，反而产生不了太大的反弹力。这个例子告诉我们，我们对强迫症状不要过于排斥，不然它的反弹力是很大的。在治疗中很多病友谈到强迫症就深恶痛绝，极度地排斥症状，好像要和强迫症势不两立，看起来好像治疗的决心很大，其实反而影响治疗的效果。对待强迫症就如对待弹簧，首先必须要有与其和平共处的决心，我们才有机会消灭它。

“两条腿走路”

“两条腿走路”指药物治疗和心理治疗，之所以说“两条腿走路”是为了形象化。目前的治疗主要是通过药物治疗并用心理治疗，当然还有其他的方法，不过在使用频率上并不是很高，疗效也在观察之中，像手术治疗、磁刺激治疗等。

（一）药物治疗

1. 抗抑郁药物的应用：目前强迫症的一线治疗药物是5-羟色胺再摄取抑制剂（SRIs）。这是针对强迫症的神经生化假说病因而采取的治疗方法，这一类的药物包括氯米帕明及选择性5-羟色胺再摄取抑制剂（SSRIs）如氟西汀、帕罗西汀、氟伏沙明、舍曲林、西酞普兰。但是因为国内外药物管理部门批准的药物临床适应证决定了说明书的标注，所以目前国内有的药物还没有在说明书"适应证"一栏写明强迫症。其他类型的药物有时也会用于强迫症的治疗，具体的应用还要和专业医生商议。美国食品药品监督管理局已经批准的治疗强迫症的六种药物中有三种可以用于治疗儿童和青少年强迫症，它们是氯米帕明、氟伏沙明、舍曲林。

抗强迫症药物治疗强迫症的有效率是65%～70%。无论是在急性期还是在维持期治疗中，SSRIs药物对强迫症的效果均良好，而且药物的不良反应小，耐受性好，经济上的负担也可以承受。此类药物目前在国内外已经成为治疗强迫症的首选药物。在治疗的过程中，如果病友在现行药物治疗8～12周后仍无效，应该考虑换用另外一种SSRIs药物或者氯米帕明。

虽然都是SSRIs类药物，但是不同的个体对同一种药物或不同的药物产生的反应是不同的，包括治疗反应和不良反应。所以在治疗中切记不要看别人，同样的药物在别人的身上可能有作用，不良反应不明显，但是用在自己的身上可能会不起作用，也可能出现不同的药物不良反应，所以用药一定要遵循个体化原则。

三环类抗抑郁剂在治疗强迫症方面应用最多并且疗效最肯定的是氯米帕明。一般氯米帕明首次治疗剂量可以从25mg睡前服用开始，以后逐日增加25mg，一周内日剂量达150mg，可分为2～3次口服。由于药物具有抗胆碱能的不良反应，如果病友不能耐受，治疗的日剂量可以停留在150～200mg左右，如果能够耐受，可以将日剂量增加到250～300mg。通常情况下达到治疗剂量后2～3

周开始显现疗效，在达到最高剂量后3～4周仍然无效者，可以考虑换用药物或合用药物。如果治疗有效，整个治疗的时间不宜短于6个月。过早停药或减药会导致症状的复燃或疾病的复发。氯米帕明的常见的不良反应有：口干、震颤、镇静、恶心、便秘、排尿困难和男性射精不能。日剂量在250mg以上的病友可引起全身抽搐发作，此时应减低剂量或换用药物或加用抗抽搐药物。研究表明氯米帕明治疗强迫症的有效剂量为150～250mg/d，症状明显的改善需要6～8周，治疗的有效率为70%。

单胺氧化酶抑制剂现在在临床上的应用已经不多见，原因是有很多与之疗效相当且不良反应明显较少的药物不断问世。另外，单胺氧化酶抑制剂的禁忌证比较多，药物间的相互作用也比较多，应用起来不是很方便。虽然，有的研究认为单胺氧化酶抑制剂对难治性强迫症有效，但是目前结论一致的研究并不是很多，所以，是否真正有效目前尚不确定。近年来应用单胺氧化酶抑制剂治疗强迫症的研究有限，是否疗效优于其他的药物也不确定。

目前的研究认为SSRIs类药物的疗效与氯米帕明的疗效相当，但是不良反应比氯米帕明少，所以成为治疗强迫症的首选药物。由于其安全性和耐受性均好，在长期的维持治疗中更具有优势。此类药物的常见不良反应主要是早期的胃肠道反应，包括恶心、厌食或食欲增加、腹痛、腹泻等，但是都比较轻微，一般情况下不需要处理，1～2周后会消失或耐受。

氟西汀：治疗日剂量为40～60mg，一般从每日10～20mg开始，两周内达到每日60mg。

氟伏沙明：治疗日剂量为100～300mg，可从每日50mg开始，逐渐增加剂量。

帕罗西汀：治疗日剂量为40～60mg，可从每日20mg开始，根据病友的具体情况，逐渐增加剂量。

舍曲林：治疗日剂量为100～200mg，可从每日50mg开始，逐渐增加剂量。

西酞普兰：治疗日剂量为40～60mg，可从每日20mg开始，逐渐增加剂量。

治疗剂量上，有研究表明高剂量可以产生更好的抗强迫作用。专家建议，以平均剂量水平持续治疗4～8周，如果没有什么改善，可以增加到批准的最大剂量，加到最大的剂量后，最少要维持3个月，有时需要更长的时间。一般起效十分缓慢，症状的改善也要在稳定几周后才明显，所以要有耐心。

另外也有研究认为加到更高的治疗剂量会有更好的效果，这种方法不是绝对不行，但是建议用药时超处方剂量的使用务必要慎重，医患之间进行良好的商议决定治疗方案的实施。

目前其他的抗抑郁剂在临床的应用并不多见，有些抗抑郁剂的研究非常局限，报道不多，还不足以形成充分的证据，还需要进一步的观察实践。

2. 抗精神病药物的应用：单一应用抗精神病药物治疗强迫症是无效的。但是在强迫症的治疗过程中应用抗精神病药物是可行的，理由是：其一，对于难治性强迫症（就是治疗上很有困难，已经使用2～3种的SSRIs正规治疗，但是没有获得良好的效果），这类药物具有增强SSRIs类药物的疗效；其二，某些病友具有共病（病友同时诊断有其他疾病如抽动、多动、可能的某些精神分裂症的症状）或合并某些精神病性症状。常用的药物有：

氟哌啶醇：适合伴有抽动的强迫症病友，具体的用量及用法因个体差异而不同，一般使用小剂量。

利培酮：近年来证实利培酮治疗难治性强迫症具有良好的疗效和耐受性，利培酮1～2mg，每天两次，能强化SSRIs类药物治疗难治性强迫症，具体的用法要遵循个体化用药原则。

奥氮平：近年来的研究表明奥氮平10～15mg/d，可以强化SSRIs类药物治疗难治性强迫症的疗效。

其他的抗精神病药物还有奎硫平、齐拉西酮、阿立哌唑等，在临床中也有应用，关于这方面的研究报道，对难治性强迫症都有一定的疗效，具体的用量及用法尚不太统一，但是最重要的是要遵循个体化的用药原则，要兼顾到药物的治疗作用和不良反应、病友的承受能力等各个方面的因素。

3. 抗焦虑药物的应用：抗焦虑药物是一类主要用于减轻焦虑、紧张、恐惧，稳定情绪兼有镇静、催眠、抗惊厥作用的药物。一般提倡在强迫症治疗的早期合用抗焦虑药物，原因有：其一，强迫症的病友几乎都会或多或少地伴有焦虑症状，应用是为了改善焦虑；其二，强迫症的病友在治疗的初期几乎是因为不堪忍受症状的折磨才急于就诊的，病友需要立竿见影的效果，但是抗强迫的药物起效是缓慢的，应用抗焦虑药物虽然不会改善强迫症状，但是可以改善焦虑，让病友通过治疗的总体效果评价，树立治疗的信心，从而获得良好的依从性；其三，抗强迫的药物在治疗的早期会出现焦虑、激越等一些不良反应，应用抗焦虑药物可以减少这些不良反应，增加病友的耐受性；其四，病友在疾病的早期由于恐惧、症状的纠缠等种种原因而出现睡眠障碍，应用抗焦虑药物可以改善睡眠。

目前应用的抗焦虑药物主要有两大类：一类是苯二氮䓬类，如氯硝西泮、奥沙西泮等；另一类是非苯二氮䓬类，如丁螺环酮、坦度螺酮等。无论是哪种抗焦虑药物的应用，具体的剂量和用法都要针对病友具体的情况来决定。

4. 情感稳定剂的应用：情感稳定剂包括锂盐和抗惊厥药，这些药物单独应用对治疗强迫症是无效的，但是合并应用可以增加抗强迫药物的疗效，尤其是对那些难治性的强迫症，不过目前在临床的应用并不多见，关于这方面的研究也不是很多，其疗效和远期效果有待进一步观察。

案例二　哪个药物效果最好，我就想换哪个药物

现象："我现在用的是舍曲林治疗，感觉还行，但是，我看同病房的几个病友都说帕罗西汀的治疗效果会更好一些，我是不是应该换药，好不容易治疗一次我想用最好的药物。"

分析：凡是以增加突触间隙中 5-羟色胺为主的药物，都能够治疗强迫症，但是并不见得哪一种是治疗强迫症的专门药物，或

者说哪一种的效果就绝对地更好一些。目前药物所得到的治愈率、好转率的数字都是针对群体的样本而言的，在个人身上的体现则未必如此。

因为药物治疗是个非常个体化的行为，他人的感受和效果很难完全引用到自己身上，不仅疗效悬殊，最主要的还有药物相关的不良反应的情况在不同个体身上也会不尽相同。

其实从我们临床常规的治疗情况来看，常用的 5 种 SSRIs 对强迫症的疗效几乎接近，治疗成功的关键在于服药剂量是否足够，疗程是否足够，药物的不良反应如何。从临床的效价看来，20mg 氟西汀，相当于 20mg 帕罗西汀，相当于 50～100mg 舍曲林，相当于 30～40mg 西酞普兰，相当于 100～150mg 氟伏沙明。而治疗强迫症，氟西汀的治疗剂量通常是其抑郁症治疗剂量的 2 倍，也就是说，80%的病友需要 40mg/d，20%病友需要 60mg/d 以上。当然这只是一个大概的估计，具体还要看个体的治疗历史和病情。

所以不要盲目地参考他人的用药，应更多地分析自己的药物使用情况、个人的治疗感受等，并且和医生商议具体事项，避免对药物产生主观的不信任，影响治疗。

案例三　我该怎么选择治疗药物，何时减量？

现象：病友说自己工作很忙，不可能总有时间来医院，医生如果能够把怎么选择治疗药物、怎么加量、什么时间减量和停药告诉病友，病友看情况做就行了。

分析：强迫症的药物治疗是大家最关心的，先介绍药物治疗要注意的几个方面：

第一，关于强迫症治疗药物的可选择性：治疗强迫症的药物总体算下来共有七八种，这样就会有病友问哪个药最好，或者问哪个药比哪个药更好，要求给排出次序来。其实，我们敢于选择这些药物来治疗是因为国家食品药品监督管理局已经批准，而且已经有很好的试验研究和临床应用实践证实它是有效而安全的。所以从基本的角度来说，这些药物都有治疗的效果而且安全可靠，否则不会被批准使用。但是毕竟是不同的药物，具有不同的化学结构特点和作用机制，所以虽然在总体疗效上是相近的，但是这几种药物又各有各的优点和缺点，而且用药还存在着个体差异，有可能不同的个体对不同的药物有效，所以根本无法进行排序，也没法说哪个药是最好的。

要想判定某个药物是否适合病友，是否有效，必须在病友的身上足量、足疗程地应用，才能得出这个药在病友的身上是否有效的结论，所以我们凭空去猜测某个药物是否对病友最好的说法并不科学。但是医生可以凭借以往病友的药物治疗历史和经验，进行一定的推测和总结，可以尝试给病友安排药物的可能排序，但是这一定是基于对病友的病情特点、体质和药物反应的了解，而不是什么事先的药物排行榜之类的东西。

第二，用药物一定要遵从医嘱：医生的职业是个专业性很强的行业，不仅仅是知识的特殊性，而且有医疗职业的各种素质训练和各种经验的积累。可以说每个医生都是一本不可复制的医疗大词典。医生给病友看病，其实在医生的头脑中已经有了一定的想法，药物该怎样调整，早已做到了心中有数：什么时间加，怎样加，可能出现的一些问题以及处理方法等，这些问题早就在考虑之中了。有时医生会特别地提醒一些常见的问题，医生还要考虑根据不同治疗阶段的病情调整用药剂量，包括减量的时机、减量的过程、减量的程序等一些很复杂的问题。

这里又会有病友对医生说："你一定要告诉我这个药用多长时间，什么时间减量，什么时间停药。"一般来说，医生都无法事先告诉病友准确的答案，最起码不会完全准确。其实这是不难理解的，因为每个药的治疗都要根据具体的情况发展来决定是否继续往前走，在每个治疗的决定环节都要综合很多因素再次重新评估药物使用的利弊，再次分析病情，从而决定治疗的走向。这也是医生为什么会要求病友定期复诊的原因。

在治疗的调整上，建议病友最好找一个自己信得过的医生，尽可能地让他连续为自己调整用药，最好不要东家三天、西家两天。因为每个医生的治疗手段大体相同，细节上可能不同，最终导致治疗方案上不是很统一，可能给病友带来不便和不解。

第三，药物治疗的时间：强迫症的治疗药物不像止痛的药物那么立竿见影。不可能吃上一天药，第二天症状就完全消失了，急性期的治疗大概需要两到三个月的时间。这两三个月的时间能够看出病友经过药物的治疗是否有效。有的病友说："我吃了你的药有一周的时间了，我觉得没有效果所以我就不吃了。"这样的结论下得有点早，因为依上所述药物根本没有达到治疗的时间，疗效还没有发挥出来。

第四，药物治疗的剂量：还有的病友说了，"我听说抗强迫的药物要吃两三个月的时间，那好我就吃吧，选中一种药就一直吃。"在这里要注意一个剂量调整的问题，治疗强迫症的用量通常比抗抑郁治疗的剂量要高一些，比如我们平时治疗抑郁症时需要一粒就够了，但是用来治疗强迫症有可能一粒远远不够，有时会用到两粒、三粒，甚至四粒，而且根据不同的药物种类和治疗反应用药的剂量还会有所不同。那我们的病友该怎么办呢？这就需要你的医生帮助你去衡量，究竟用到多少量对你比较合适，也许有的药物从一粒到六粒都有治疗强迫症的作用，那么在这个区间里面，应该用哪个剂量才会对特定的病友有作用，就需要医生根据具体的情况来为你调整出一个最佳的剂量，或者说是一个相对最佳的剂量，大家千万要记住不要千篇一律，别人用几片那我也就用几片。

第五，多和医生商议治疗：不得不说，在治疗中医生的主导性更多，毕竟他是专业的。很多病友有各种想法、疑惑、感受，都应该直言不讳地和医生进行商议，并且最好保持和医生联络，定期就诊。这些都是我们应对疾病的药物治疗中必须要注意的，避免治疗中走不必要的弯路。

从上面的案例可以看到，病友把药物治疗简单化了，另外没有注意到治疗中有若干的因素需要进行不断的辨析来保证治疗效果。

总之，我们在接受药物治疗的时候，要注意用药的选择、用药的时间、用药的剂量、用药需要遵循个体化的特点，还要有医生作专门的指导。

（二）心理治疗

案例四　药物治疗效果还行，为什么要做心理治疗？

现象："我看过几个专家教授了，说法都不一样。有个教授说强迫症完全可以用药物治疗，心理治疗没有必要，并且用药也有了一些效果，那我们还做心理治疗干吗？结果上次看的教授又说，强迫症很容易复发，是个心理疾病，要做心理治疗的，可是我不明白是心理的病，为什么还让我吃药，吃药为什么也有效果呢？"

分析：这里面有一个大家不太了解的误区：强迫症这种疾病基本上有两个性质：其一，它本身是一种疾病，那么既然是病，就有医学上研究的一些规律的东西在内，也就是要求我们按着医学客观规律去做，就如同高血压一样，也需要药物的治疗；其二，它有心理问题的性质，你会发现当你的情绪不好，遇上一些事情时，你的状态不好的时候，你的强迫症状会变得更多；反之，当你的情绪很好，外界的压力变小了，状态很好的时候，你就会发现强迫症状也会变少了。你可以发现没有用任何药物，只是情绪的调整、心理状态的改善，强迫症状也随之改善了，这就是我们说的心理因素。

所以，大家不难看出强迫症的问题并不像想象得那样单一，要么用心理治疗，要么用药物治疗。另外，我们治疗强迫症的目的，并不是纠缠在用不用药物上面，而是怎么样才能让大家尽可能快地好起来，能正常地走向社会，回归社会，继续自己以前正常的生活，去享受生活。所以，我们建议"用两条腿走路"，也就是药物治疗和心理治疗共同进行。

"两条腿走路"最初的时候需要医生来决定以哪种治疗方式为主，我们通常建议症状比较轻的、心理调节能力比较好的、平时心理状态比较好的、接受心理治疗的悟性比较高的、有时间保证心理治疗顺利进行的病友以心理治疗为主，药物治疗为辅。值得注意的是这个轻的程度一定要让医生来判定，千万不要从病友自己的角度来判定是轻还是重。

对于中度、重度的病友，心理调节能力差、平时心理状态不好的，接受心理治疗困难的，建议要以药物治疗优先，这时药物优先的目的是帮助我们尽快把症状控制住，或者说帮助我们来消除症状和减少痛苦、冲突。当药物治疗到达中期的时候，心理治疗就开始要逐渐地渗透到我们的治疗当中。我们不可能让病友无休止地吃药来防止症状的复发，所以尤其是到了治疗的后期心理治疗的作用就会更加突出了。强迫症病友要学会认识强迫、应对强迫、和强迫相处，每个有强迫症的人都要过这个心理关。如果这个心理关过好了我们的治疗就结束了，病友就会重新回到正常生活当中去，享受生活，去工作、去学习；如果这个关没有过好，当情绪不好、外界有压力的时候有可能还会波动，强迫还有可能再来。

所以在了解强迫症这个疾病的特点之后，请大家不要忌讳药物，医生和大家是在同一个战壕里的，共同的目的是把你的强迫症治好，把你的痛苦去掉。所以，希望大家能够放下对药的戒备，因为我们需要药物的帮助。大家细想一下，糖尿病、高血压不都需要较长时间地服药吗？那么我们为什么不能坚持用药呢？其实我们说既然有必要吃这种药物，那它肯定对病情是有帮助的，最起码它可以让病友正常地生活，能提高生活质量。也请大家认真地考虑心理治疗，心理治疗能帮助我们更好地应对疾病。所以病友应和医生合作，把药物治疗和心理治疗应用好，争取尽早地回归自己正常的生活。在疾病早期的时候，病友们会有很多的困扰，有很多的担心，会有很多不清楚的地方，会有很多不确定的东西，那时要找到你的医生，让医生来帮助你解决疑惑，千万不要把这些问题装得太久，如果装得太久会影响病友的治疗。如果觉得这个医生没有解释清楚，病友可以去找更好的教授，争取早日好起来，回到生活当中去。

强迫症的发病与病前的性格、幼年生活经历、社会心理因素及精神创伤等密切相关，正是因为这些因素，单靠药物治疗很难达到令人满意的效果，下面介绍常用的强迫症心理治疗方法。

1. 森田疗法

(1) 介绍：森田疗法是由日本森田正马先生创立的一种心理治疗方法。这种心理治疗方法倡导的是：重在行动，用行动去改变精神类的症状和人生的苦恼。“顺其自然，重在行动”是这一理论最核心的内容。

森田疗法是在1920年至1950年创立的，1980年引入中国，其理论和我们国家“道家”学派的理论很相似，在引入国内的二十多年时间里，已逐渐在国内推广开。我国有专门去日本学习森田疗法的教授，其中北京大学精神卫生研究所崔玉华教授是国内学习森田疗法的第一人。从创立至今，森田疗法有了很多方面的改良，新森田疗法改变了一些不容易操作的部分，比如“绝对卧床期”就是老森田疗法的一部分。这一期强调什么都不做，躺大概七天的时间，除了如厕和个人卫生清洁以外，其他事情都不做。此期的目的是通过静卧思考自己的症状，达到一个极致的突破，并且醒悟人生的意义是什么。新森田疗法取消“绝对卧床期”的一个原因是时间，毕竟在这个阶段需要七天的时间，而且这只是个入门期，但是在森田疗法中，重要的是强调怎么去做，所以新森田疗法就直接跨入最主要的阶段了；另一个原因是在这个七天的治疗期中，需要配备相当数量的人员，安排房间的其他设施，再加上病友的急切治疗要求，所以很难保证治疗的实施。现在一般不用这种“绝对卧床”的治疗了。

在这个治疗中我们更应该学习的是其理论精髓，而不是具体实施方法。这个精髓是一个缓慢的领悟过程。森田疗法运用的关键技巧是认知、接纳、不怕、行动——改变，即认识症状形成的原因，并无条件接纳，树立信心和勇气，勇敢面对现实的困扰，为自己定好位，树立生活目标，在有意义的行动中使症状的表达失去意义，自然地发生蜕变。

森田疗法的特点是：①不问过去。不要追溯过去，要重视现实生活，通过现实生活获得体验性认识，要从现实做起，让现实生活充满活力。②强调症状只不过是情绪变化的一种表现。森田理论强调神经症的症状只不过是由于情绪变化而把正常心身状态的变化视为病态而已。③不问情绪只重视行动。森田理论认为人的情绪不可能由自己的力量左右，而行动可以由自己的意志所支配，强调通过行动来促使情绪的恢复，用“顺其自然”、“事实唯真”、“像健康人那样做，便成为健康人”等原则来指导治疗。④病友在现实生活中接受治疗。森田疗法不用特殊的设施，在现实生活中、在现实的环境中治疗，一方面让病友作为正常人过普通人的生活；另一方面给他们以生活指导似的治疗，通过现实生活中的活动，使病友从症状中摆脱出来。⑤性格修养。通过现实生活中的训练，指导病友发扬性格的长处，避免短处，逐步完善其性格。⑥身教重于言教。森田疗法要求病友做的，不仅仅是用头脑去理解，而且要求病友身体力行，所以医生的示范作用尤为重要。另外，学习森田疗法的人需要有一定的文化素养、较好的忍耐力、善于思考等前提条件，并有一颗谦虚的心，愿意和别人交流，无论对医生还是病友，每一次交流都是一次学习。对于那些急功近利的人，森田理论很难被领悟；对于那些爱夸大的人、浮躁的人，森田疗法可能没有太大的作用，甚至起反作用。总的来说，森田疗法比精神分析、行为疗法、认知疗法等其他的疗法更适合中国国情。

森田疗法是治疗强迫症比较好的方法。“顺其自然，为所当为”是森田疗法的精髓，而如何正确地理解“顺其自然”这四个字，可以说是治疗是否有效的前提条件。

案例五　森田疗法里的“顺其自然”的“自然”指的是什么？

病友A：“森田疗法讲的是顺其自然，这里面的‘自然’是什么意思？”

病友B：“‘自然’就是不要再强迫下去了，带着这个症状，不要太在意，不要太紧张，不要太急于把这个症状压下去、把它消除掉，带着这个症状去做别的事情，去做生活中应该做的事情。”

医生：“你解释得不错，应该说你已经入门了，很棒！”

这里要提醒大家注意几个容易跑偏的方向：其一是不要顺着症状的自然，比如说，洗手的时候，一直到洗够为止；其二是坚决地不想，坚决和强迫对决。所谓“顺其自然”简单的理解就是做生活中应该做的事情，把握住大的方向，不要纠缠在小小的症状上。很多的病友，说实话，他们对“顺其自然”的理解都是不够深或是错误的，因而造成森田疗法对他们的治疗效果不大，甚至还有部分病友是毫无效果，这使他们对森田疗法本身是否有效都产生了怀疑。而究其原因，其实是他们只是从字面上、表面上去理解其含义，以为“顺其自然”就是“任其自然”，任由强迫症状的出现，顺着强迫的指示去做，做强迫症状的奴隶。其实，理解“顺其自然”的解释，必须要结合“为所当为”，因为“顺其自然，为所当为”这八个字是连成一体、不能分开的。也就是说，你在“顺其自然”的同时，接受那些杂念或情绪出现的同时，还得把自己的注意力放在客观的现实中，该工作就去做工作，该学习就去学习，该聊天就去聊天等，做自己该去做的事情，去“为所当为”。那么，那些杂念、情绪就会在你认真做事的过程中不知不觉地消失了。

森田疗法的精髓是“重在行动”，我们有很多痛苦的思维、很多痛苦的行为，我们应该怎么办呢？我们必须行动起来。如果没有行动，光是听了、理解了、懂了，就是没有去做，那实际上是把最重要的东西给丢了。那什么是没有去做呢？就是该想还是想，根本就没有去改变什么，没有去做该做的事情，这就叫做没有行动。有的病友会说：“我不做强迫的动作不行，如果不做，别的事情我也做不了，我不想（强迫）够了我受不了，不但如此，我还怕被别人打断，如果被打断了，我还得重新再想（强迫）。”大家不难看出这些都是一种固化的、病态的模式，这种模式已经很牢固了。当然，这种固化的模式并不是一说就会消失了，或者说我们懂了它就会消失了。以上这些体验和特点正是强迫症的特点。这其中当然包括思维和行为两个方面，往往强迫症病友两者兼有的情况比较多，有的时候两者会交织出现。虽然每个人的症状有所不同，但是特点是有共性的。有的病友会说："我想尽办法去控制，但是怎么也控制不住，有时反而会更加突出了。"这里我们需要强调一下"控制"是不会起作用的，有时会适得其反，越想压它越压不住，就像弹簧一样，你越是用力压它，它就会跳得越高。那我们怎么应对它呢？首先我们要接受它，想就想了，为什么要控制它呢？更关键的是，你应带着它继续想你应该想的事情，继续做你应该做的事情去，在此同时转移你的注意力，重新建立你的关注点，也就是说不要想你的病的问题，不要做和病相关的事情，而是做自己应该做的事情，并不是去执行你的固化的、病态的模式。

森田疗法要求我们接受症状、带着症状、伴随着症状。这样说，就会有人问："那样多难受呀?"我们的意思是不要光是接受症状、带着症状、伴随着症状，更重要的是在此同时要忙碌起来，做好自己应该做的事情，行动起来，而不是坐那儿不动。这个问题我们必须要搞清楚，包括病友的家属在内。家属切记不要去提醒病友：你这没说呢，那没说呢。强迫的问题是说不完的，病友都不在意了，我们更没有必要去提醒他。我们治疗的目的不是让病友满意，更不是让他满足症状的目的，而是让病友的症状消失。所以，我们不要问症状，重在行动。当然，这是一个艰苦的过程。让病友立刻行动起来，当关注点落实到行动上以后，病友就会渐渐发现他的关注点变了，症状也不知不觉地减轻了。但是，这个治疗的时间是长期的。由此可见，"重在行动"也是森田疗法最核心的理论。所以，只要我们全身心地动起来，这个病就肯定会好的。

(2) 森田疗法的具体实施：森田疗法的三种主要形式是：住院治疗、门诊治疗和生活发现会（集体治疗）。根据病友自己的具体情况和病情的严重程度来决定治疗的具体方式、方法。无论哪种治疗形式，其理论指导是一致的，都是通过学习森田理论来治疗和帮助病友，改变病友的性格特点，阻断精神交互作用，把病友生的欲望引导到建设性的生活行动中去，以达到使病友获得对生活的体验和自信。

①门诊治疗：每周一次，主要是接受生活指导和日记指导，疗程大约 2～6 个月。在治疗的过程中，要求病友阅读森田疗法的书籍，并且记日记，定期交给主治医生批阅。医生通过日记对病友进行分析、指导、支持和帮助。治疗中的原则是：其一，认识症状的发生机制；其二，在实践生活中体验领悟，最后指导病友面对现实、面对症状、面对生活。

②住院治疗：适合病情比较重的病友、社会功能明显受损的病友。住院为病友提供一个新的环境，杜绝与外界的联系使病友专心治疗，大约需要 3～6 个月的时间。住院治疗分为五个阶段：第一个阶段是治疗准备期：介绍治疗的原理及过程，取得病友合作；第二个阶段是绝对卧床期：约 4～7 天，此期病友除基本的生活活动外，杜绝一切活动，只需安静地卧床，有护士监护，医生不过问症状，只需要病友坚持，目的是消除身心疲劳，养成对焦虑、烦恼等症状的容忍和接受态度，激发生的欲望，体验烦恼即是解脱；第三个阶段是轻作业期：大约 3～7 天，此期病友到室外接触新鲜的空气和阳光，晚上写日记，早晨和入睡前朗读读物，逐渐增加劳动，医生给予指导和批改病友的日记；第四个阶段是重作业期：大约 1～2 个月，此期病友的劳动量、作业量均增加，进入开放式病房，培养其忍耐力，病友将精神能量转向外部世界，每晚继续记日记，养成按目的去行动的习惯；第五个阶段是回归社会准备期：大约 30 天，此阶段病友接受适应外界变化的训练，治疗者每周与病友谈话 1～2 次，并继续给予指导，批改日记，给予评语，允许其离院。出院后病友定期回院参加集体心理治疗，继续康复。

③生活发现会：生活发现会是以神经症者之间的互相帮助、相互启发为基本特征的基础上开展的集体治疗形式。有集体座谈会和学习会等不同的形式，适合于广泛的神经症病友群体。

案例六　生活发现会上的讲解和病友内心体验的经典总结

北京大学精神卫生研究所崔玉华教授

森田疗法的核心就是“顺其自然、重在行动”。大家都知道：森田疗法对焦虑、强迫都是有效的方法，所以我们从 1992 年开始做到现在已经有十五六个年头了。一直到现在，我们仍然坚持做这样的集体治疗。森田疗法的理论主要来源于道家的思想，来源于中华民族的文化，讲起来很简单，但做起来是有难度的。通过这个生活发现会病友可以交流康复经验、互相鼓励，是一种很好的方法。无论强迫症还是焦虑症等神经症都有生物学基础，有物质缺乏，那为什么心理治疗会有作用呢？最近的研究发现：心理治疗的确可以使大脑内低的物质升高，就像抗强迫症的药物一样，把缺的物质补上去，这样的作用通过研究的确存在。同样，如果这个环路过度活跃了，通过心理治疗，可以使这个环路恢复正常。现在的研究很多，从多个方面证实，心理治疗是可以达到这样的作用的。所以，我们可以肯定心理治疗是很重要的，但是心理治疗最核心的是“师傅领进门，修行在个人”。心理治疗师只是起着画龙点睛的作用，只能把核心的内容教给大家，把重点的东西讲给大家。

北京大学精神卫生研究所刘建成教授

心理治疗同药物治疗一样重要，同样能使我们大脑内的神经递质发生改变。我们也参加过一些研讨，单用药物或者单用心理治疗的病友，确实与药物和心理联合治疗的病友有区别。心理治疗对机体影响很大，同样机体的功能会影响我们的心理活动和精神活动。我们说，神经症的病友有矛盾的心理冲突、过分谨慎小心、过度的自我关注等，虽然类型有所不同，但是本质的特点是一样的，包括身体方面的和心理层面的；另外，性格特点也比较突出；第三个方面是病友的一些歪曲的认知，这种认知是固化的、模式化的、不切合实际的、过头的，是会影响生活和工作。病友自己也知道这是没有意义的，或者可能性不大的，但是控制不了。我们可以看出这些都是一些超出常态的思维和行为方面的问题。比如病友说："我总是想一些没有必要想的问题怎么办呢?"有的病友回答得很好，他们说："转移注意力"，"顺其自然"。这样的答案都是正确的，但是我认为更重要的是怎么样才能做到，怎么样才能真正地伴随着症状去做该做的事情。真正的"顺其自然"我曾经说过，并不是今天听一次课症状就全部解决了，我们需要真正地去体会它，领悟其中的内涵。比如转移注意力，当症状出现的时候，我们可以去找一个新的兴奋点，将注意力转移出去，这也就是我们所说的森田疗法。所以，我们一定要把药物治疗和心理治疗完美地结合起来，以得到最佳的治疗效果。就强迫症而言，症状要经过一个过程才会最终消失，不会看几次医生就消失了，所以我们要学会怎样和症状相处，而不是想什么样的办法把症状想明白、想透彻。因为这种想明白、想透彻本身也是症状之一。真正地做到"顺症状其自然，为自己所当为"，症状就会在不自觉中淡化了，你会发现它变得不那么纠缠你了，它不再影响生活和工作了，逐渐就会消失了。另外，强迫症病友有追求完美的性格特点，要求也比较苛刻，必须要求症状一点都没有，其实这也是不必要的，只要症状对生活和工作没有影响，这样就已经是很大的进步了。其实，该做什么做什么，不去想它的时候，可能症状就会真正地完全消失了，越是抱着这种一点都不能有的态度，反而越不能把症状丢下。总之，最重要是要伴随着症状去做该做的事情，领悟行动的重要性，如果就是坐在原地去空想，不起身行动的话，就谈不上森田疗法了。

北京大学精神卫生研究所闫俊教授

生活发现会引导病友们学习的内容是什么？我们通常通过十个小讲座来表达，以下是十个小讲座的概要。

第一，健康人和强迫症间的关系：在这里我们要认识到正常人也会出现强迫类的症状，比如说，我有一个症状，爱洗手，那我是否是强迫症呢？或者说，我有这么一个症状是否就意味着我的病没有好呢？这是强迫症治疗中的两个误区。我们正常人也会有和大家一样的强迫的想法，那这里面的关键区别点是什么呢？是症状出现的频率、对病友的影响，应该加上后两点来评定病友的表现到底是否强迫症状。所以大家不要说自己有就算症状，这是在第一讲之中要和大家重申的问题。大家不要认为，今天自己又出现了一次强迫的想法，是否强迫症又犯了呢？那我们要看出现的频率、时间、影响度，结合自身的状况来综合评价。

第二，我们主要讲强迫症的病因：在这里面要让大家了解的是强迫症是一种疾病。对于这种疾病，我们要根据大家的具体情况，采取个体的治疗方案来治疗，绝非单一的方法能够解决，比如光靠心理治疗来解决强迫症的问题。另一个要了解的是，强迫症虽然是一种和心理因素有关的疾病，所以被划分到精神心理科室来治疗，在治疗上不仅要解决病的问题，同时也要解决心理方面的问题，最终达到康复。但是，它的病因还包括遗传、性格、社会因素等多方面的影响，所以除了一些我们无法改变的因素外，其余的因素要通过心理治疗来修正和补齐，来进一步达到自我康复和预防疾病的复发。

第三，我们重点讲的是强迫症的性格及如何调整性格：如果听过我们课的病友多会知道什么是素质、气质、人格的三维度。每一个人的性格都会有其内部本质固定不变的一部分，但是随着成长的过程，会有一些向外围延伸的部分。外围的这一部分是要通过心理治疗和生活实践健全和完善的一部分。常常有人说性格我不能改，可是实际上外围的这一部分是可以改的，这部分也是最需要修正的。

第四，情感规律在治疗中的应用：情感本身就是多样性的，并不是千篇一律的，如果一个人没有痛苦的体验那么他就不会有快乐的体验，痛苦和快乐之间互为基础。我们要接受情绪的波动性和衰减性。我们情绪的波动会使我们的强迫症状发生变化，这就需要我们来调节情绪，以达到改善症状的目的。

第五和第六，主要讲对强迫症歪曲的认知：有几句话可以总结给大家：①强迫症的两极化倾向；②用思维来解决一切；③钻牛角尖，担心永远的“万一”；④虚构的推理。

第七和第八，主要讲行为治疗的理论：这里重点讲的行为疗法即森田治疗的理论，重点强调的是“顺其自然，重在行动”。这八个字是其理论的核心内容，而最核心的是后四个字，也是大家重点要把握好的一部分。有时候我们需要先去行动然后慢慢地理解“顺其自然”的真正含义。不要认为必须先理解了什么是“顺其自然”，然后才能去行动。有时恰恰相反，只有你真正地行动起来了，才会悟出“顺其自然”的道理。

第九，强迫症的药物治疗：我建议大家一定要跟住一位固定的医生，保证治疗继续向前进行，不要频繁地更换医生，使治疗停滞不前，还要注意药物治疗的时间性、剂量调整、连续性等几方面的问题。

第十，总结及持之以恒：强迫症的治疗并不是一次会谈、一次门诊就能解决的问题，而是需要一个缓慢而持续的过程，也是一个逐渐学习和完善的过程，绝不能急于求成。我们要持之以恒，特别是在运用森田疗法的时候，我们需要实践和时间去悟出其中真正的含义和道理来得到帮助从而起到治疗的作用，要踏踏实实地用心去做，去逐渐地学习，千万不要浅尝辄止。比如：我们要求门诊的病友要记日记，谈自己每次治疗后的感受及自己的行动内容是什么；病房的病友会根据病房的安排去做一些活动并且与医生随时交流。从这些方面我们不难看出实际上治疗是一个循序渐进的过程，也是一个持之以恒的过程，在不同的阶段会有不同经验和收获，并在下一阶段进行利用，如此进行下去，肯定会有好的效果。

病友谈自己对治疗的感受

我觉得行动改变习惯，习惯成为性格，我自己除了症状改善外，觉得整个人也变得积极了，生活变得很有规律了，觉得不一定有病的人才用森田理论。森田理论可以改变人们的一些不良习惯，使整个人的素质提高。我现在住院治疗，我想住到我找到“钥匙”为止。强迫就像一条射线，一开始引发你担心的是射线的点，然后你的对抗过程就是除了点的那一部分，相当于两个人的思维，那一端是没有头的。

案例七　怎么走出怀疑的圈子?

现象："我对各种事情都怀疑，包括是否得病，我该怎么走出这个圈子?"

分析：首先我们要接受这个现实，接受症状，带着症状去做该做的事情。这种接受有一定的痛苦，只有在接纳的状态下，才可以改变。这种接纳的状态需要持之以恒，必须在忍受痛苦的状态下持之以恒。有一位病友这样告诉我："我要出差，差一个小时该出门了，出门后就想水管是否关上了，反复检查，最后火车没有赶上，心情很差。我每天早上症状就重，一起来就不停地想事情，这么多的症状使我很痛苦、很烦恼，也影响了我的工作。但是，我终于能够接受症状了，而且是在不知不觉中做到的，我现在认可这种东西，坚持工作、坚持学习成为我的主要目标，虽然表面上看来是迎难而上，但是我真正地理解了抓住主要的工作和事情去做，当然不舒服是必然的，但是每天也都过来了，而且我渐渐发现，症状不像开始那样地纠缠了。回头想一想，正常的人也不会天天都好受呀!"从上面这位病友的话中我们可以看到的正是"接纳症状，为所当为"，当然我们的目标一定要和你现实的处境相一致才可以，如果目标过高，而又没有自信，就容易形成心理冲突，所以我们没有必要过多地去研究、挖掘疾病，应该从现在做起，从现实做起。森田疗法着重从现在做起，重在行动，而不过多地强调如何控制自己。这样能冲破自卑，我们能做什么就做什么，从现实做起，从我做起，在行动中治疗疾病，而不是想明白了才去做。得病、得什么病都是我们不能选择的，所以我们得接纳自己，接纳疾病，行动起来积极治疗才是当务之急。所以，这个问题既然如此地困扰着你自己，而且越想越不明白、越纠缠，不妨试一试，在接纳的同时行动起来，做生活中有意义的、需要你做的事情。

2. 认知治疗：认知治疗的理论基础是个体的心理发展和行为模式常常与个体对自己、对他人、对客观事物发展规律的看法和“认知”有关系，且异常的心理和行为模式常常是因为不正确或歪曲的认知而产生的。改善和修正个体的曲解、错误的认知，就能有效地改善异常的心理和行为模式。最近的研究表明，那些只有强迫意向而没有强迫行为的病友对认知治疗有较好的疗效。

认知治疗的主要的方式有：

（1）抗衡强迫思维法：典型的方法包括自律训练法和合理情绪疗法。

（2）思维阻断法：所谓思维阻断法是指在出现强迫观念时，通过外部手段人为阻断病友思维的方法。例如，通过使用一个提示词如“停”来打破强迫思维的进程。第一步，帮助病友纠正存在脑中的非理性认知，并让其掌握放松技术，以便病友能够在较短的时间内达到完全放松的状态。第二步，进入放松状态后，一旦头脑中开始出现清晰的想象，病友应马上向治疗者示意，这时治疗者要及时喊“停”，同时用木槌用力敲一下桌子。在这一过程中，如果病友从强迫思维的出现到举手示意的时间增长，就说明治疗有效；出现想象困难也证明有效。第三步，第二步操作有效后，病友因为出现强迫想象再次示意时，治疗者只喊“停”即可，不必再敲桌子发出刺耳声响。第四步，如果以上过程成效明显，即可重复上面的过程，只是当病友出现想象时，由病友本人在心里叫“停”，不必再由治疗者发出声音。

（3）抗衡消极的下意识联想法：使用典型的贝克原理去克服这种联想。

认知治疗在应用中，治疗者首先要向病友说明一个人的看法与态度会影响个体的心情和行为模式，然后帮助病友分析个体所持的对自己、对他人、对客观事物的看法，从中发现问题，指出异常之处，督导病友练习更换这些看法或态度以建立更加功能性的看法和态度，并用此新的看法和态度来促成健康的心理和行为模式。治疗中使用的技巧主要有：积极治疗计划、逐步递增指定工作等。

3. 行为治疗：行为治疗简单地说就是为了帮助病友消除或建立某种行为模式，从而达到治疗目的的一种心理治疗技术。行为治疗的方法包括系统脱敏疗法、冲击疗法、预防法、厌恶疗法、阳性强化法、消极联系法、自我控制法、模仿法等。在对于强迫症的认识上，行为治疗分为两个基本的流派。第一种观点认为具有强迫症的人是借助于各种行为和仪式动作来缓解焦虑，称为“驱力降低模型”。依照这个模型，治疗者主要集中于通过激发可以减少焦虑的情境来消除不适当行为与仪式动作。第二种观点是基于操作模型而建立的，强调对强迫行为的后果进行调节，因此在这个模型中大量运用惩罚和示范学习，如系统脱敏疗法。系统脱敏疗法可逐渐减少病友重复行为的次数和时间。如在治疗一名强迫性洗手病友时，规定第一周每次洗手不超过 15 分钟，每天不超过 8 次；第二周每次不超过 10 分钟，每天不超过 5 次；以后依次递减。若有焦虑不安，便全身放松、入静。每次递减洗手时间，起初病友有焦虑不安表现，除了教会病友放松肌肉外，还可配合药物治疗。再如：榜样学习技术也经常被运用于强迫症的治疗中，主要有参与示范和被动示范，其中参与示范运用最多。和系统脱敏一样，实施参与示范也需要建立刺激等级。从最低等级到最高等级，治疗者逐渐示范暴露在相应的情景中，然后再由病友自己去逐渐面对这个情境，直到能够完全独立面对为止。被动示范也是让病友观察治疗者从低到高地接触各种情境，所不同的只是不让病友介入情境，同时结合反应阻止疗法或其他的行为治疗方法，效果更佳。只记录成功的经验，而不记录失败的经验。病友必须学习自己支持自己，给自己一些鼓励，这对自信心的增强有很大的帮助。当成功的经验越多时，自己就越受到鼓励。每一种治疗技术都有其具体的操作方法，这里只是举例简单地描述一下，目的在于让病友们了解有这样的方法可以选择，如果选择了其中的某一种治疗技术，有专门详细的书籍可以查阅，或找专业的医生给予专业的指导。

4. 认知行为治疗：认知治疗和行为治疗联合应用治疗强迫症也是临床上治疗强迫症应用最多的一种方法，并且其疗效也是比较满意的。强迫症病友的认知加工机制出现变化，一些专家认为，强迫症病友对外界信息的解释机制受到破坏，通常情景并不具有危险性，但是病友仍然觉得有危险，其后果就是重复仪式化动作来减少焦虑。常用的方法有暴露疗法和仪式行为阻止疗法。此种治疗技术的实施大致分为以下几个步骤：①收集资料：明确是否强迫症，是否适合运用暴露疗法和仪式行为阻止疗法，如果适合，收集病友强迫症方面具体详细的资料，制订治疗计划。此过程要向病友介绍此种治疗技术的原理和一些具体的规则、操作细节、如何坚持治疗、技术的运用技巧等。②实施治疗计划：在医生指导下，在病友的积极配合下，按计划进行，及时总结记录。③强化治疗阶段：在 3 周的时间里进行 15 次治疗，每周治疗 5 次，每次两个小时，根据临床经验，这样效果较好。④家访阶段：通常在治疗快要结束的时候进行家访，一般是两次，每次 4 小时。⑤巩固疗效，防止复发阶段：增加暴露练习，建立正常行为的指导原则，讨论病友在没有强迫症之后对生活适应等方面的问题。许多病友可以从暴露疗法和仪式行为阻止疗法中获益。治疗中病友被逐步地暴露于引起他们强迫行为的环境中。例如，强迫洗手的病友可能被迫去接触一些他们所害怕的脏东西，然后数小时内不允许洗手。通过这种治疗，使病友认识到不舒服感可以不借助于仪式动作而逐步消失，他们所害怕的灾难也不会出现。认知行为治疗同其他心理治疗的技术是一样的，要遵循个体化的原则，但是治疗的过程大致是相同的，已经有这种治疗方法的专门论著。如果医生建议给病友使用此种治疗技术，希望病友们查阅一下这些专著。

5. 精神分析治疗：弗洛伊德认为强迫症是病理的强迫性人格

的进一步发展，是由于防御机制不能处理强迫性人格而形成的焦虑，于是产生了强迫性症状。经由分析来了解病友潜意识的欲望与动机，认识对挫折、冲突或应激的反应方式，体会病理与症状的心理意义，并经指示与解释，让病友获得对问题的领悟，经过长期的治疗，基于病友与治疗者所产生的转移关系，来改善病友对人的关系，调整心理结构，消除其内心的情感症结，促进人格的成熟及适应能力。这种治疗技术强调通过顿悟、改变情绪经验以及强化自我的方法去分析和解释各种心理现象之间的矛盾冲突，以此达到治疗的目的。在治疗的过程中大量地运用阐释、移情分析、自我联想以及自我重建技术。

6. 家庭治疗：家庭治疗是把家庭看成一个群体，需以组织结构、交流、扮演角色、联盟与关心等观点来了解；并依系统论的观点来体会此家庭系统内所发生的各种现象。系统内任何成员所表现的行为都受系统内其他成员的影响；个人的行为影响系统，而系统也影响成员。这种紧紧相关的连锁反应可导致许多所谓病态的家庭现象，而一个人的病态行为也常因配合其他成员的心理需要而被维持。此种方法强调人际关系的因素，避免单纯研究孤立的个人行为。这种思想注重研究行为问题的整体意义，它强调在治疗病友的同时，为病友的家庭成员提供咨询。具体方法如下：①训练家庭成员使之成为病友心理分析的咨询员，或者成为行为治疗的助手，协助实施反应阻止训练计划。②配合精神分析治疗或行为治疗对于病友进行“自我”强化咨询辅导。③影响并改善家庭关系。④进行家庭交往技能训练。家庭治疗的模式主要有：系统式家庭治疗、结构性家庭治疗、行为家庭治疗、策略性家庭治疗、分析性家庭治疗、综合性家庭治疗等。

7. 支持性心理治疗：支持性心理治疗是以指导、劝解、安慰、支持、保证、鼓励为主要内容，运用心理治疗技术的基本原则进行操作，目的是为了支持病友应付感情上的困难和心理上的问题，在临床上它是最普遍的、最普通的、最被广泛应用的心理治疗方法。其目的在于加强病友精神活动的防御能力，控制和恢复其对环境的适应。所应用的方法主要有：细心倾听、解释指导、保证支持等。

8. 其他的心理治疗方法：其他的心理治疗方法也应用于强迫症的治疗，只不过应用的频率不够多而已，或者被选择的机会比较少，但是，都会有一定的疗效。如格式塔疗法又称完形疗法，其强调人是有组织的整体，更注重整体性的原则，把人的心理与行为看做是思想、行动、情感的整合过程。它强调活在当下，强调丢下包袱。对于一个人来说，即使再遗憾、再悔恨、再内疚也不能改变过去发生的事情，即使再期盼、再恐惧也不能决定未来的事情，这些感情除了为自己带来思想包袱外不会对现在的生活有任何帮助，所以不如把懊悔昨天事故和畅想未来所消耗的精力集中在今天，既不沉浸在过去的感伤中又不为将来杞人忧天，停止猜想、面向实际，才不会被众多的心理纠纷和障碍控制。除了对强迫症病友的正确原则指导，格式塔疗法中还蕴涵着许多的具体技术，例如椅子技术、责任心训练、对话演习、梦的分析等。通过这些技术的恰当运用可以强化强迫症病友的直接经验，促进他们情感的释放，帮助他们在面对冲突和矛盾时提高意识性，最终使他们的心理防御机制得到改善。

强迫症的病因及发病机制多样，因而需要综合的治疗方法，效果会好一些。尤其是难治的强迫症更是如此，除了药物治疗和心理治疗以外有时还会辅以电抽搐治疗、手术治疗、中医中药治疗等治疗方法。①电抽搐治疗：是用短暂适量的电流刺激大脑，引起病友意识丧失、皮层广泛性脑电发放和全身性抽搐，以达到控制精神症状的一种治疗方法。其适应证广、安全性高、并发症少，因此已经作为标准治疗。有研究证实电抽搐治疗对强迫症有一定的疗效，特别是难治性强迫症合并药物应用，效果肯定。②手术治疗：强迫症的手术治疗指征为严重的、药物治疗与心理治疗失败的、自愿接受治疗者。精神外科手术治疗是治疗难治性强迫症的最后一个手段。目前的手术主要包括前扣带束切开术、前囊切开术、尾下神经束切除术、边缘前额脑白质切除术等。目前对于该疗法的远期疗效及后遗症等问题颇存争议，因此建议选择病例需严格并加强随访，严格防止滥用。③中医中药治疗：中药治疗强迫症的报道很少，这方面的研究也不多，疗效尚存有争议。针灸电针治疗的疗效国内有学者报道其疗效肯定，并且其疗效与药物相当，作用机制是通过刺激穴位使脑内的5-羟色胺的浓度增加，从而治疗强迫症，但是，相关的文献仍比较少。

强迫症的治疗是需要一个过程的，因为强迫症的病程都比较长，另外还由性格特点等很多的因素决定，并不是大家来听几次课、吃几片药就能马上解决的。强迫症的固化思维和行为模式并非是一朝一夕形成的，有的病友会问这样的问题："这个过程究竟有多长，我不了解怎样带着症状去做自己该做的事情。"那么我想问大家一个问题："大家每个人的症状是一样的吗？每个人的病程是一样吗？每个人的性格是一样的吗？"我想大家给出的答案是否定的，所以我们就不会有一个格式化的治疗过程，要具体到每一个人，每一个人的治疗过程也就会不一样。至于怎样为了强迫症而行动起来，要根据症状对自己的影响程度来决定，不能千篇一律，假如你能够坚持工作，就带着症状去工作；假如不能坚持工作的，症状对自己的影响比较大，那就可以暂时地停止工作，不必要勉强自己，可以做一些自己感兴趣的事情，一定要做一些具体的事情，而且做事情的时候，一定要全身心地投入，不要做着事情想着症状，也不要急于求成。这是一个慢慢淡化的过程，不能一心二用，慢慢地转移自己的注意力。并不是做一次或两次强迫症状就会消失了，这是不现实的，也是根本不可能的。在做事情的时候可能效率是低的，这是有可能的，也是正常的，但是贵在坚持做，坚持行动起来这才是最重要的。那么在这个过程中一定会伴有痛苦不安、焦虑紧张，那该怎么处理呢？原则是有就有了，不用去顾虑它，时间长了就会淡化了、消失了。我们要重新建立一个正常的模式。如果说这种紧张不安、焦虑痛苦自己实在是难以应付，那么就需要药物的介入来辅助治疗。有的病友会说："那我没法工作了，我的工作呢？"大家想一想，强迫症它本身是一种疾病，病没有好，就应先以治病为主。举个例子，假如你得了急性阑尾炎你会选择上班，还是选择治病，大家肯定也知道答案了。总之，我们只有正确地认识这样的一个过程，才有可能走出病痛，才能真正地康复。

（李 刚）

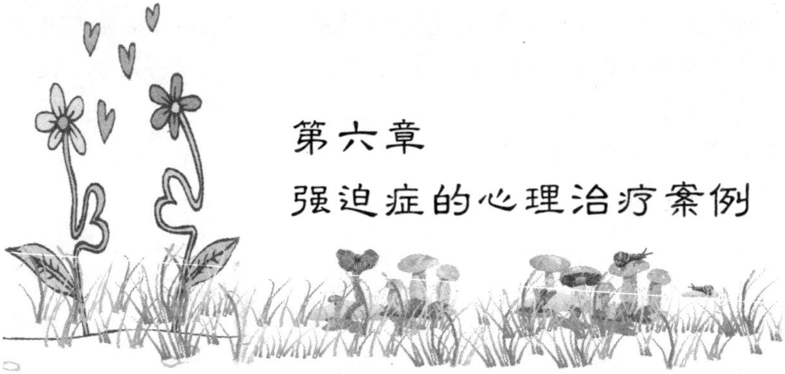

第六章 强迫症的心理治疗案例

概 述

我可以跟大家一起分享的故事很多，大致可以从 2006 年初说起。

那年一月中旬的一天，地面上还有十厘米厚的皑皑白雪，刚刚拿到海德堡大学的医学博士文凭的我，来到了德国南部的一个街上有自由放养的孔雀、以盐水温泉闻名、颇为绿色的城市（缩写为 BD）。在这里的路易森医院，我开始了为期几年的心理治疗师的工作。这是一家由德国图宾根大学著名心理治疗学教授开的精神专科医院，现在是海德堡大学的教学医院。我的工作职位虽是精神科医生，但工作内容却主要是属于心理医生的范畴，大部分的工作时间被用在做专业的心理治疗。

德国人在健康方面享受的服务同他国人相比有着显著的差别，他们是全民健康保险，所有的治疗服务都是免费的，整个社会有一套运行百年的非常健全的医疗制度。

医疗体系基本由诊所和医院构成，所有的治疗都是免费的。在这个国家里，医疗面前人人平等，而且从服务质量上，并没有城乡的差别。

同国内的情况不同，德国人病了，不会直接去医院，也不会直接去大城市看病，在他们生活的区域内，通常是一公里内就会有很多诊所，包括一般的家庭医生诊所和专科诊所。越是在风景秀丽的小地方，诊所的密度越高，因为患者需要好的心情去治病。

德国人的一般心理疾病都在居家附近的专科诊所里解决了，由心理咨询师开的诊所和精神科及神经内科医生开的诊所都有心理治疗的服务。医院提供的是相对于诊所具有更高层次的治疗手段。能够来精神专科医院接受治疗的人并不多，一般是三种人：一是重症精神病患者，二是接受精神康复治疗的患者，三是精神科急诊。

我所在的F病区主要是针对精神康复者。精神康复治疗的适用范围很广，除精神科急症之外的所有精神科疾病都可以在此住院治疗。治疗指征相对较宽，任何人都能够通过家庭医生在保险公司提出申请，能否被批准则需要等待。因此，我所接触的患者来自社会的方方面面，其中也包括所谓的正常人群，他们所需要解决的问题也多种多样。

患病的人中以抑郁症和焦虑症为主，当然有强迫症状的患者也不少见。

患者通常在医院接受为期四周的综合治疗（入院之前要由患者的家庭医生在保险公司为其申请，获批准后才能进入医院系统），通常在治疗四周之后，医院方可根据病情的需要，给予两周到四周的延长。所有的治疗对患者来说，都是其所享受的长期医疗服务中的一部分，免费。大多数患者都会在三周以内有一个明显的好转。从保险公司系统进入医院系统，精神康复患者进入医院系统所遵循的分配原则并不是像急诊的就近原则。很多病人来自远离医院的地方。这样做是经过精心设计的，为的是让病人在一段时间内脱离自己的生活环境，而在医院提供的环境之中，尽可能恢复其社会功能，达到康复的目的。

医院的主楼是一栋拥有一百五十年历史的土木结构的楼房。现在这家医院拥有三栋主楼，配备有游泳池、健身房、按摩室、运动场、音乐室、手工作坊，给患者提供的服务是多方位的。

作为医生，我们除了给予患者医疗支持外，还保证每天给患者有一个小时的团体治疗和每周一次到两次的个别心理治疗。工娱方面的治疗则由其他部门来完成。

心理治疗的模式是多样性的，不固定于某个流派或是某种方式。最终目的是要从患者的角度出发，为他们解决具体问题。

作为不断自我完善的手段，患者出院时会被要求填写约八页纸的问卷来反馈意见，用来评估主观的治疗效果。

由于患者在入院前都或多或少接受过治疗，所以诊断上和药物治疗方面，我们只根据具体情况作小范围的改动和调整，治疗重点放在心理治疗方面。

在我接触的患者中，有强迫症状的人很多，但可以单独诊断强迫症的患者只占总人数的四分之一。大多数患者都只是在抑郁症范畴内出现的强迫症状，强迫不单独列为诊断。

患者中绝大多数都是女性，以中年为主。高龄的强迫症患者到目前我还没有见过。

从心理治疗师的角度上分析，强迫症状的心理治疗同强迫症的没有太大的区别。方法是一样的，只是难易程度上有区别。

下面要分享的案例都是同强迫有关的，主要是从心理治疗层面对强迫症的患者进行明确的分析。都是比较有代表性的案例。

由于以下内容涉及患者的隐私权以及德国相关法律，所以患者的真实姓名将由一个字母代替。

案例一　蓝眼睛的洗手女士

第一印象： W 女士，42 岁，个子不算高，160cm 左右，深褐色头发，蓝眼睛，脸狭长、清瘦，人显得很精干，穿着整洁而考究，衣服的颜色是灰褐色基调，同她头发的颜色很协调。初次相见，她给人以一尘不染的印象，似乎一切举动都是有条不紊地进行的。

我跟患者谈话一般喜欢从他们的家庭谈起，给患者一段适应时间，然后再进入主题。

她的话比较多，善谈，讲话带南德口音，用词精确，回答问题时反应敏捷，显然受过良好教育，自述有一份稳定的办公室工作，且说工作能给她带来乐趣。她对自己的评价的话不多，说自己是个很细致的人，工作方面要比别人出色。她思路清晰，面部表情严肃，显得有点儿紧张。我刻意没有给她太多压力，提问都是以开放式问题为主，给她自由发挥的空间，如果她愿意的话，可以谈很多。我观察到她的笑容少而短暂，但还不是抑郁面容。当我试探性谈及她的强迫症状时，她的第一反应是回避，没有直接回答我的问题，面容上显得有些尴尬和焦虑，两只手在相互搓拭。手指和手掌的皮肤干燥且有些发红，指尖的侧面还有破损。这让我想起典型的洗手强迫。

跟她交流，一直是轻松的话题，治疗方面还不知从何开始。从医院转来的入院申请上填写的诊断是强迫症。试探性的提问给了我一个信息，患者面对一个不熟悉的心理治疗师时，不愿意谈及自己的强迫症状，她对自己的病有种耻感。这个跟中国传统上说的“好面子”类似。

基本信息：第一次同患者交谈，我通常用约一个小时的时间去提问，了解患者的基本信息。其中包括患者的成长环境及成长过程、经历过的事情、社会关系、工作状况以及家庭状况。

家族史：母亲 68 岁，健康。父亲，有过抑郁症，51 岁死于胃癌。祖父死于自杀。2 个弟弟都酗酒。2 个妹妹健康。

个人史：2004 年甲状腺切除术，20 年前阑尾切除术。

精神疾病治疗史：2005 年来因为强迫症接受了 25 次的心理治疗，效果不佳。

体重 2 个月内减少 3 公斤。2 年来不吸烟、不饮酒。

药物治疗：甲状腺素，抗抑郁药帕罗西汀。

她的入院申请是家庭医生书面提出的，诊断为强迫症，申请递交后等了约 2 个月才获批准。

个人发展史：家中有 5 个孩子，她是老大，小时候她同母亲的关系紧张，她自述从来没有得到母亲的夸奖，得到的只是责怪，同父亲的关系也一般。她在家住到 18 岁，认识第一个男朋友，于是从家搬出与之同居，她说同居的目的是要从家里搬出去，没有什么感情可言。同居一年后就怀孕、结婚了。她的第一个婚姻维持了 6 年，生有一个女儿。现在同这个女儿偶有联系，关系并不好。10 年前开始了第二个婚姻，她对这个婚姻很满意，丈夫比她年龄要大，很体贴。自从她有强迫症以来，买东西都要由丈夫陪同。

她中学毕业后，进入专科大学学习。专业方向是企业经济。毕业后在一家保险公司上班，工作稳定，是办公室里的管理职员，不倒班、不加班。她自述工作出色，业绩比同事要好。由于强迫症状，半年前开始请病假。

治疗过程：W 女士谈及自己的症状是在第二次治疗时，我没有直接去问她，她是主动地谈及她的症状的，情况已经同第一次见面时不太一样了。显然，跟与自己不认识的人交谈的第一次时相比，通常会有的耻感少了一些，我能够感觉到她有一种强烈的冲动，就是想要尽快康复。显然强迫症对她心理的影响已经很深了。

她说，她起病是在几年前，没有什么原因，工作和生活上都很满意，突然从某一个时刻起自己就频繁地洗手，老是觉得洗不干净，洗完了再洗。开始的时候是在家，一般要来回洗十几次，她丈夫看到了，并没有意识到她的不正常。渐渐地，她自己开始认识到自己是得了某种病，于是开始控制自己的洗手行为，可是越控制情况越严重，虽然洗手次数没有增加，但是自己的负疚感却增加了许多，每次洗手之后她都后悔，自责自己为什么又洗了手。

之后的一段时间里，她到处求医，先是到她家庭医生那里，家庭医生推荐她到一家熟悉的精神心理诊所。在那里，她接受了一段时间的放松治疗，还有一些催眠疗法，然后很快就痊愈了。她有很长一段时间没有再洗手。七个月前，她突然又开始洗手，次数是原来的数倍，时间也很长，通常要洗半个小时以上，多的时候有几个小时，手常常洗到出血，而且不光是在家洗，在上班的地方也是如此。同事看到了，很惊讶，劝她去看医生，为此她感到很难堪。为此又去了那家诊所，重复了之前的疗法，但这次却一点儿帮助都没有。她开始绝望了，人处于极大的矛盾之中。

渐渐地，她有了新的症状，在公众场合，特别是宽阔的地方、人多的场合，她会觉得别人在看她，会有强烈的身体反应——心悸、发抖、呼吸困难。只有在家人和有熟人陪同的情况下，症状才会减轻。她的行为是回避表现。越是害怕的地方越不去，越是怕人就越不想见人。她开始请病假，开始怀疑自己不能再工作，不能独立地过日子。最早的心理障碍是一种不信任，对自己的病情、对自己的症状、对医生的能力、对人的不信任。

我对她的治疗是从建立信心和消除耻感开始的。首先我问她，你对强迫症知道多少。她说看过一些书籍。于是她讲了很多她看书学来的知识。每说一条，她都会拿自己来举例子。

我对她说，你要治好病首先要对自己有信心，因为她得病的时间并不长，治疗起来相对要容易一些。她现在最大的心理障碍就是担心自己好不了。我让她做的第一件事就消除顾虑。我讲了以前自己的一些成功案例，以便让她认识到她是能够痊愈的。

她有了一点点自信心，我就跟她谈耻感问题。因为要解决她的矛盾心理的前提就是让她对自己的疾病有一个客观的认识。对她来说，强迫就如同感冒发烧一样，没有什么见不得人的地方，虽然也是病，但并不致命。就算是马上好不了，也不算什么丢人的事情。最好是她能够挑一个合适的机会，在团体中能暴露一下自己，好让大家来帮助她，这样一方面可加强自信心，还能消除矛盾心理。

她在我的鼓励下花了一周时间考虑，最后告诉我她可以在团体中暴露一下自己。然而那一天在小组中她却退缩了，她有意识地转移了话题，没有说她洗手的事，而是去谈其他方面的生活问题，尽管小组讨论中很热烈，但是只有我和她知道那一天本来的谈话重点是什么。

又过了一天，在小组开始之前，她告诉我说行了，于是我就安排了她来谈强迫。她开始的时候显得紧张，一直在观察别人的表情，如同我说的一样，大家对她表现出来的是关注，于是她就慢慢开始叙述她内心的痛苦经历。小组对她的反应是至诚的，这让她非常感动。

我给她的真正治疗也从那天开始。因为她说她有了信心，她要面对她的病，她不再对她的病有太多的耻感。为此，我替她在保险公司又申请了两周的延长。

我给她的第一份作业是做日记录。这是份打好的表格，上面有时间、地点、症状、心情、思维内容几项，要求睡觉前的每个小时都做记录，还要完成一个日曲线，她可以根据自己的紧张度，给自己打分，然后再连成曲线，这样可以对她的行为和思维进行分析。因为她之前的症状是每几天出现一次，所以我要求她连续做一周，当症状出现时不要紧张，不要刻意去控制自己，要如实地写下自己的想法和感受。她欣然答应了。

一周左右的时间，我再去检查，她已经成功地完成了 5 天的记录。于是同她坐在一起分析，我们共同发现，她强迫洗手之前是有一些征兆的，她会无故紧张，想很多事情。于是我给她分析了她的发病行为模式，决定从发病前兆开始进行干预。也就是说，在她紧张的时候进行一下自身的心理调节，在条件允许的情况下，进行自我放松，可以尝试的项目有听音乐，找人聊天，找我寻求帮助，去健身房做有氧运动，做肌肉放松训练。

她尝试了一下，发现都有效，于是自信心更强了，也不怕跟别人谈论此事。有大约一周的时间她没有发作，就是洗手也不会有洗不干净的想法。

在第 5 周的时候，她对我说，她的病好了，对我表示感谢，她认为我是第一个跟她在一起系统地分析她的病的治疗师。我谦虚了一下，我说所有的治疗师都应该这样，只是他们对病人的了解程度和方式不同而已。

在她感觉最好的那一天，她发作了。护士告诉了我她发作的事情，我在她没找我寻求帮助之前，主动去找她，问她是什么情况，自己对复发是怎么看的。

她有些颓废，但是从她的眼神中能够看出她并没有完全被打倒，她还有希望。

她说本以为控制在前兆阶段，就能彻底跟强迫症说再见了，现在看来不是。

我说，哪里有那么容易，我不是上帝，她也不是耶稣可以拯救的人。现在复发是个好的征兆，因为她还在医院，有了问题可以大家一起面对，一起找解决的办法。如果她出院回到家再发生的话，她会更无助的。这句话打动了她，她的心情开始好转。

我说，治疗强迫的关键不在于去控制强迫的动作，而在于改变自己对强迫行为的认识，包括如何评价、应对方式。最可怕的就是自己对这种症状表现出恐惧感，在症状发生前去徒劳地控制，发生时逃避，发生后后悔，从而使得自己的矛盾心理一次次加强。她现在只要不逃避，面对强迫，对自己的思维方式进行修正，看似难治的强迫症就会不攻自破。

她听了我的话后很高兴，显然她已经能够去坦然面对强迫症了。在她出院的那周里，她没有发作。

总体分析： W女士是个受过良好教育的女性，有自我调节能力，对治疗的领悟能力强，所以对她的治疗主要是以启发性为主，让她自己参与到治疗之中，一方面可以增强她的自信心，另一方面可以提高她的自我调节能力，起到事半功倍的效果。

病情方面，她起病时间约两年，症状算是偏重，严重影响到她的生活。但是时间并不算长，治愈的可能性大。

虽然在她入院时就有强迫症状，我却没有马上开始进行规范的心理治疗，没有立即着手去矫正她的行为，原因是她在入院前曾经接受过心理和药物的治疗，且疗效不佳。一开始的时候，她有意回避强迫的话题，显然是对治疗师和医院不信任，心里有顾虑。只有在她有主观治疗愿望时，真正的治疗才能开始。所以我采取了迂回的战术，从侧面进行突破，一点一点地将她推向有利于治疗的天平的一侧。

我们给病人提供的有时间限制的治疗，最多也就六周时间，所以控制症状不是主要目的，我们要培养的是患者对自己疾病的掌控能力，有了这个能力，所带来的治疗效应要比普通的心理治疗持续时间长久很多。

她的家族史以及她的成长经历都存在很多问题，虽然也可以从这些方面入手，但是在试探中，她似乎并不想谈这些，于是我还是将这些留给了诊所的治疗师去做了。总体来说，治疗是成功的。

案例二　有洁癖的过敏先生

第一印象：K先生，39岁，179cm，泛着淡黄色的金发略显稀疏，脑门很高，面容有些憔悴，眼睛深陷在眼眶之中，眼神忧郁，眼周的肤色略红，能看出他失眠，面部特征除了瘦外，能看到的是典型的西欧人，有点儿刚从纳粹集中营中逃出来的营养不良的意味。他给人的印象是比较标准的德国人，这类人生活严谨，不会变通，相对于东方人而言，固执、刻板。他的衣着似乎跟不上时代，大多数人都是休闲装，他却穿着当今很少人穿的比较正式的白衬衫。因为衬衣不但要洗，洗完还要熨，比较费事，所以这样做的人并不多。

他说话是水龙头式的，一旦开了头，就有如泉涌一样，很难停住。他的话里有百分之八十都是抱怨，抱怨他的哮喘是如何得的，谈到保险公司时他非常激动，很奇怪他并没有提到他的抑郁。他说，其实本人并不想来我们医院住院，我和他的初次见面，他就直截了当地表达他的意愿。他说他来错了地方，他要解决的问题是哮喘，这个我们帮不了他。

他对自己的评价是追求完美。他认为自己对任何事情的要求都很高，有超出常人的严格，并引以为傲。

入院申请是由他的保险公司填的，上面有他家庭医生的签字，诊断上有两条：一是外源性哮喘，二是反应性抑郁。我告诉他，能否帮他需要时间来验证，从面容上看，他有抑郁症，可以留下来治疗。如果他不满意的话，一两周后也可以选择离开这里，因为他的住院是保险公司安排的，如果他现在直接拒绝治疗，以后要申请类似的治疗就很难获得批准了。这时候我并不知道他有强迫症，后来通过深层次的交谈才发现他有强迫人格。

基本状况：

家族史：祖父自杀，母亲健在，父亲76岁死于老年痴呆。

个人史：1992年，膝盖半月板手术，外源性哮喘（致敏原为与工作环境有关的印刷粉尘）。

一般来说，很多东西是可以遗传的，比如说性格，但不是绝对的，还有很多说不清楚的东西。我曾经有过这样的病人，每一代人都有自杀的。祖父、父亲、儿子都自杀了，她说什么时候说不定她自己也会自杀。我告诉她，按照三代的系谱看，自杀的都是男性，很可能这个基因在Y染色体上，那就是说她女儿的儿子很可能也会自杀，可能性是50%。

他祖父的自杀或多或少会对他有一定的影响，有可能是人格上的问题也有可能是社会适应能力上的缺陷。究竟他祖父为什么会自杀，现在他给不出太多的信息，他自己似乎不愿意谈及这个问题。

K先生出生在一个农民家庭，在家里的四个孩子中排名第三。童年幸福，家庭气氛和谐。父亲曾是军人，参加过第二次世界大战。家庭教育宗旨是真诚、负责任、准时。结过婚，1991年离婚，现在住在母亲家，平时还要照顾母亲，从1991年起没有固定的女朋友，没有孩子，很少有朋友，个人爱好摩托车。

反应性抑郁症是2005年11月开始的。他的问题源于对未来职业生涯的担忧。这还要从他的工作说起。K先生中学毕业后，1973年完成印刷工职业培训。之后一直在一家小型印刷厂工作，家庭企业12个工人，刚开始时是倒班的，之后的15年来一直是固定的正常工作时间。他一个人操作两台印刷机。工作状况是经常弯腰。1999年公司管理层换人后，公司的工作气氛突然变坏了，他经常受气。2000 年起，他开始有呼吸道的症状。2002 年开始是流鼻涕、鼻塞，之后还有其他的症状。他开始以为是感冒，看了很多不同的医生，直到 2005 年他在一个专科医院确诊为外源性哮喘，过敏原是印刷粉尘。之后他就开始请病假。理论上说应该算工伤，但德国的工伤保险是一个全国性保险组织（简称 BG）负责的。一般如果能确诊疾病是由工作引起的，视轻重可以得到经济赔偿，情况好的时候可以领退休金。但保险公司的专业人员会找各种理由，证明它同工作无关。这样出这笔钱的人就是医疗保险公司而不是工伤险。K 先生自己没说，但我后来了解到 BG 和医疗保险公司两家都在相互推卸责任，他始终没能拿到赔偿他的钱，于是他请了律师去告，但是诉讼程序非常复杂，不是几个月内就能出结果的，由此他抑郁了。

治疗过程：他入院的时候没有拿到单人间，被分到双人间，一开始就很失望。我们医院里百分之八十都是单间，只有百分之二十是双人间。我告诉他，我可以帮他排队等房，一般情况下要等一周以上，单人间的病人出院了，有房间空出来才可以搬。他表示同意。

从第二周开始，每天一大早他就出现在我的门口，全都是为了单间的问题。按规定，治疗者是应该同住院病人每周谈一两次。长谈 50 分钟，短谈 20 分钟。在这种基础上给他做心理辅导非常费劲，首先是他的心情本来就不好，又有失眠问题，雪上加霜，心理治疗开展不了，话题总是围绕着失眠和单间展开，所以解决思想问题，还得先从失眠上入手。他在搬入单间前住了 6 天，表现出的是一种过度的焦虑，体重下降了 6 公斤。在这种情况下，我让他直接去找主任说这件事。主任一看到他的苦脸马上就同意了，把最先空出的单间留给他。两天后，他搬进了单间，也是心理治疗的开始。

至于体重下降的原因，我开始以为是因为失眠和焦虑，后来才知道，他受不了的是双人间的卫生问题，出于怕脏的担心而失眠，由失眠引起的缺乏食欲导致体重严重下降。

K先生来接受治疗是他家庭医生的主意，他本人是抱着试试看的心理来的，他不相信别人能帮他解决问题。他来的时候说，他也不知道他的家庭医生为什么帮他申请，不过四周后治疗结束出院的时候，我问了他同样的问题，他同样很坦率地说，这一趟来的还是值得的。他学会了为自己的事情思考。

解决了单间问题，也就有了深层次的谈话基础。对抑郁症的心理干预我们医院是有固定模式的，两次谈话后他的心情就明显改善了。不过，治疗中我发现了他的一个新问题。在住双人间的时候他提到了卫生问题，在谈到他婚姻时，他离婚原因也是嫌妻子脏。现在他有个不太确定关系的女友，周末时常去过夜。但他反复提到她不注意卫生，自己不太愿意去那里。卫生这个字眼是非常书面的，一般在德语的口语中很少听到，这引起了我的注意。

我开始意识到他有洁癖，而他本人尚没有意识到他的洁癖严重影响到了他的生活。我直截了当地问他，你一天洗几次澡。他说好几次，有时候还会觉得洗不干净。我又问他，他如何发现女友脏乱，他说在地上可以看到她的头发什么的，东西随便放，这让他不能忍受。

我问他，你是否觉得你有洁癖，他毫不犹豫地说有。我跟他说，有洁癖不见得一定是病，但当洁癖影响到生活质量时，它就是病，因为它会使你的生活同社会上大多数人的生活方式格格不入。

我又问他，知不知道强迫型人格，他说不知道。于是我找出一本专业书，翻开有关强迫型人格的段落让他阅读。他花了10分钟时间读完，想了一下，说很像他自己。他以前并不知道自己有这些问题。

我告诉他，人格是天生的，每个人都有自己的性格，没有人是完全相同的，这同家庭教育和成长环境等诸多因素有关，人的性格是可以塑造出来的，他的人格特点或许并不影响他的工作，但却影响到了他的个人生活。只要他意识到了这个问题，他是可以让自己的生活变好的。

他第一次听说这些内容，感到很诧异。在这个谈话中他没有说什么，似乎是在想这个问题。

几天以后，我再次约他到我的办公室谈话。他说他有点儿懂了，他来的时候，觉得他的最大问题是过敏，一定要讨个说法，显然他来错了地方，现在他发现了新的问题，觉得之前的想法并不是那么强烈了。

我对他这番话的回应是那句中国的古话，“停一步风平浪静，退一步海阔天空”，我把它翻成了德文。我告诉他，有些事情自己可以去争取，但是事情的结果不一定是能够一直朝着自己所期望的方向发展。所以，太认真不能改变事情，只能影响自己的心情。要学会取舍，要对一些事物视而不见。这样你会发现空间和余地。很多事情除了是与不是之外，还有第三种可能性，就是介于是与不是之间。不干净不代表脏。如果这个世界本来就是不干净的，那么一味地追求干净似乎就没什么意义。其实我在给他讲儒家思想的中庸之道。

我说这番话的目的是让他在发现不干净的时候，不要马上产生反感的情绪。谈话中我故意将自己手中的笔碰到了地上，我没有动，观察他的反应。他下意识地俯身去捡，我制止了他，我对他说，其实现在拾起来和几分钟后拾起来的效果是一样的。他应该学会看到了而暂时不去管，这是一门艺术。比如在手术室中，主刀的医生会在不注意的时候分心，手术器械掉到台下是经常的事情，但是医生是不会自己去拾的，因为这样会弄脏他的手，对他来说，继续动手术更重要，掉了的东西则由台下护士来处理。

经过我的言传身教，他似乎明白了我要告诉他什么。这就是所谓的 CBT，即认知行为治疗。我们的目的是在矫正他的行为，在矫正行为之前首先要矫正他的思维方式。矫正思维方式有很多种方法，最好的方法是让他自己意识到自己的问题，让他自己想要改变自己，然后给他提供新的思维方式，让他自己去尝试。

做到这一步，我花了三周时间。我觉得他正在转变，这种转变是从内到外的，转变得更彻底。第四周时，他就要出院了。他对我说，他希望再继续住两周时间，申请延长，不过他家里还有一些事情等着他处理，尤其是跟保险公司的官司。他非常感谢我所做的努力。我对他说，住院的时间长短，不是对疾病的转归起决定作用的，起决定因素的是思想上的转变。他表示同意，他说，官司上的事情他会去争取，但是他现在更关心的事情是他自己的健康、他的生活方式、他看待事物的方式和他处理问题的方式。

他走的时候很满意。我建议他出院后，找一个心理诊所，继续治疗。

总结分析：从表面上看，K 先生的案例是由于他的工作环境引起的过敏性哮喘，然后由哮喘引发的工伤保险官司，继而在官司没有得到解决的情况下产生的反应性抑郁。

他的抑郁症状比较典型，情绪低落、兴趣减少、活动减少、失眠、焦虑。如果不去深层次地进行心理干预，我们会局限于只治疗他的抑郁症，而漏掉他的主要问题，即人格问题。

他的强迫型人格障碍才是他最需要解决的问题所在。他的人格问题在得哮喘前就很突出了，分析他的家庭环境，他父亲是军人，显然教育方式上会非常严格，他祖父自杀也提示他们家系中或许有人格障碍的成分，或许他也有祖父基因上的遗传。

他得过敏性哮喘是由于工作环境引起的，而且由德国最权威的工伤医疗机构作了鉴定，过敏源确实是印刷粉末。为什么会有后来的工伤保险的官司，是因为保险公司方不承认他的哮喘同工作有直接关系。理由很简单，保险公司认为，他在这家公司工作了这么长时间，同过敏源接触了这么长的时间，为什么哮喘没有在一开始就出现。所以他们认定哮喘与工作没有直接关系。

这个问题由心理专家回答比较合适。当人处于极度焦虑，面临很大压力时，人体内的激素分泌是同正常时不同的，可以由此在短时间内使自己变成过敏体质。恰恰在他完成这个转变前，公司内部的人事出现了改变，从而使他的工作不顺心。他也提到过压力，还有公司的工作气氛。显然他对此不适应。

他的不适应应该是出于他的人格特点。他对每件事情的要求会比社会上大多数人要高，追求完美。在环境改变时，会同这个社会格格不入，他的工作情况很能说明问题。在他的人际交往中，他没有什么真正的朋友，而是同自己母亲住在一起，说明他的人格特点已经影响到了他的生活质量。

他结过婚，又离了，虽然有女友，但生活得并不协调。他总是会觉得别人脏，而自己却从来没有意识到是他自己的问题。

从整体上看，他的强迫症状并不重，他的表现是我们能够认可的洁癖，他会花很多时间去给自己的家做清洁，会穿白衬衣，会每天洗熨，会洗几次澡，直到自己认为干净为止。从诊断标准上看，他还够不上强迫症，但是他的思维、行为方式上已经构成了强迫型人格障碍，且严重影响了他的生活质量，有治疗的必要。如果不加干预的话，他很有可能会成为强迫症，或者继续抑郁。

案例三　总是不放心的女警

第一印象：G女士，28岁，高大而强壮，182cm，金发碧眼，是个警察。德国的警察中男女比例基本保持一比一。在街上巡逻的警察差不多都是一男一女这样的组合。被选中的女警都有一个共同特点，就是身材高大，通常都是高瘦的模特身材。警察不在执勤时是不准穿制服的，她来的时候穿着的便装并不起眼，见到她之前，我并没有仔细看她的资料，接诊时看到她的身材使得我有了这样的猜测。一经询问就证实了。

从她的面部表情上实在看不出有什么抑郁的表现，入院申请上写着强迫症。我有些意外。

她活泼而有礼貌，交谈过程中总是以一问一答的方式进行的，等我问完后她才开始提问题。当我问到有什么可以帮助她的话题，她说有很多很多烦恼，显得有些稚气。

因为第二次世界大战战败的原因，德国是个几乎没有军队的国家，所以警察特别多，虽然总体治安状况很好，但是警察所管的事情比我国的公安要多很多，包括食品卫生安全、城管、稽查走私、偷漏税。在德国的统计数据中，警察所面临的工作压力在所有行业之中名列前茅，甚至高于在前线作战的士兵。我们医院里不断有警察来做精神康复。

她对自己的评价是缺乏安全感、不自信，说这种感觉在工作以后才越来越严重的。

德国警察属于公务员系统，他们的医疗待遇要比正常老百姓高一个级别，具体体现在他们进入我们医院的程序相对简单。一般老百姓需要由家庭医生提出申请，然后由保险公司来进行审核，保险公司根据病情的严重程度来对患者进行排队，通常申请精神康复需要等待三个月的时间，当然等待半年的也大有人在。而警察系统内部有专门的医生，只要这个医生认为有治疗的必要，申请就直接进入医院系统，通常没有等待期。

G女士也不是自己要求来的，是警察医生建议她来换换心情。她对我们医院提供的医疗服务感到非常好奇，并表示十分乐意积极配合治疗。

基本状况：

家族史：父亲体健、酗酒，母亲轻度抑郁，哥哥35岁、酗酒。

个人史：除甲状腺功能低下服用甲状腺素外，无其他特殊情况。

精神治疗史：曾有过几次长时间的心境低落，未经治疗自愈。

个人成长史：她出生在警察家庭，是家里两个孩子中的第二个，在家庭的人际关系中，同父亲的关系较好，相比之下，同母亲和哥哥的关系就差了很多，兄妹之间基本不说话。她童年时期最重要的人是祖母。她父亲经常出勤，在家的时间少，所以她12岁以前，大多数时间是在祖母那里度过的。她23岁时结婚，丈夫也是警察，没有孩子，家庭关系和睦，平时的爱好是运动。

她高中毕业后考入警校，接受职业培训，然后在州内务部警察总部服务，属于机关人员，据说她自己从没开过枪。平时上班穿制服，偶尔在大的行动时也出去巡逻。自认为工作压力大，很多时候力不从心，活儿干不完。

尽管来我院治疗不是她自己申请的，但是她能够因此离开工作岗位几周，她自认为是件快乐的事情。

治疗过程：第一次见面时，我对她申请书上写的诊断产生了一些疑惑，因为我看到的状况同印象中的强迫症相去甚远。一般来说，强迫症患者的性格不会太开朗，而且多少会有些其他的表现，所以我决定直奔主题。

我问："你知道你的医生送你来这里是治疗强迫症的吗？"

她说："不知道。"她不认为自己有强迫症，她补充说自己没有洗手的问题。

我问："你对强迫症知道多少？"

她说："就是那种反复地洗手或者反复地做同一件事情，我在电视里面看见过。"

我说："既然你认为你自己没有强迫症，那你有需要解决的问题吗？"

她说："我没有安全感。"

我问："你说的安全感是指什么？"

她说："我常常出门后觉得没锁门，走出去很远都要回去。一看锁上了，然后又出门，还是怕没锁紧。"

我问："你这样的情形最多的时候能够持续多久？"

她说："十几次吧。"

我问："经常这样吗？"

她说："是的。不过不是每天如此。好的时候好多天都没有，我想是我没有安全感，总怕丢东西。"

我问："你是不是还会这样，就是不光担心门没锁，而且会害怕电炉的开关没有关？"

她说："确实如此，这种情况也经常发生。"

到现在，我算是全搞明白了，她确实有强迫症。于是我跟她解释了什么是强迫症，并给了她一个治疗作业，就是让她观察自己，看在新的环境下，她的强迫症状会不会出现。因为门不是自己家的门，房间里面也没有电炉，不会说忘了关开关。

住院的第一周里，她适应得很快，所有能够参加的活动项目她都报名参加。人显得很高兴，就像没病的人一样。

进入第二周，我担心出现的症状仍没有出现，她开始有些不适，说总觉得恶心，怀疑是胃的问题，想吐酸水，经过对症治疗几天仍没有明显效果。于是我决定给她小剂量的抗抑郁药多塞平，情况在用药后的第二天开始好转，她的症状奇迹般地消失了。由此也证明她的症状是心理因素造成的。才好了几天，她突然来我的办公室找我，说她又有些强迫了，而且是怀疑她在医院的房间门没有锁好，要回去检查的冲动很强烈，她不知道该怎么办。

我问她，她具体担心的是什么，是怕丢东西呢，还是其他的什么。她想了一会儿，回答说，她也不太清楚。总之就是觉得不安全。我告诉她，其实在医院很安全，没有什么东西可以损失的，以前也没听说过谁因为没有锁门而丢了什么东西的。如果你能够明白这一点，也就没有什么可以担心的了。有的时候要想想必然结果，就能够使自己不现实的想法减少。她说也是。

之后的几天很平静，她说自己好像没有什么问题了。这时已经是第三周，是要决定是否延长了，我劝她再延长治疗两周时间。她同意了。

她在病人之中算是比较活跃的，在小组治疗中也常谈起自己的问题，并能够产生共鸣，得到小组成员的帮助。

我给她的治疗并不多，只是让她将自己的担心具体化，用语言表达出来，然后从她所担心的事情入手，来消除她的烦恼，看来这样做是有效的。不过，我担心，她回到家后，以前的症状是否会复发。于是我还得跟她深入地去谈她的担心，诸如家里的门没有锁好会出现什么样的情况，电炉开关的情况，并准备了很多的应对措施。

因为是虚拟的情况，她只需要学习应对方法，比如思维停止法。当她有要锁门的冲动的时候，就要马上说停止，使得停止与强迫思维结合起来，比较容易加以控制。

另一种方法是记录法，她在锁门和关电炉开关的时候必须在本子上做个记录。当强迫思维出现的时候，可以通过核准自己写下的记录来消除自己的不安全感。

还有一种最常用的方法就是系统脱敏，也就是让她在可控的情况下反复练习锁门，然后离去。多次进行这样有意识的练习，可以降低她在真正锁门时的心理反应，从而达到治疗强迫的目的。

她非常配合治疗，做练习时也很认真，我相信她会慢慢变好的。

我觉得她的强迫症状还不算严重，可以直接从思维层面进行矫正。因为她的强迫症状的核心是不安全感。这种不安全感是随着时间、地点而变化的。比起有些患者的程序式、仪式性动作来，要好控制得多。

她最后两周都在学习我教她的方法，而且还很努力地练习。因为在医院没有练习的环境，我准许她在周末的时候回家去练习，回到医院后报告在家的情况。据她给我的反馈，我判断她基本能够控制自己的强迫思维。

另一个治疗的重点是通过提升她的自信心来对抗不安全感。在小组治疗中，我有意让她进行角色扮演，参与各种情景表演，变相锻炼自己的社会能力。

对她的治疗是成功的。至少是她在治疗期间周末回家练习的过程中，能够自己全局掌控，没有出现强迫症状。

总结分析：G女士自己得了强迫症，但她却因为对强迫症不了解，不知道自己有强迫症，所以她还没有大多数强迫症患者的耻感，因此从外表上看她不太像是强迫症患者。

她的强迫症很有特点，主要是出于不安全感，这或许可以溯源到她的成长环境，她的父亲和哥哥都是酗酒的，且她父亲是警察。如果对她进行深度心理治疗，可以从这方面着手。

造成她发病的因素很多，她反复提到自己对工作力不从心，活儿干不过来，或许警察这份工作不适合她。这个可以作为一个持续的应激源。在后续治疗中可以考虑从工作方面去进行心理干预。

对她的治疗主要从两个方面入手，首先是分析她的核心问题，即不安全感，使它具体化，然后再运用思维停止的方法、记录法和系统脱敏法。

因为她在医院住的时候，缺乏强迫症发作的环境，所以我并不知道她下次发病的时候会出现什么样的情况，我只能根据她所描述的，预计她可能出现的情况，然后准备一系列的应对措施。

强迫症是个比较难治的病，因为每个人的发病特点都不一样，所以应该根据患者的具体情况来给予相应的治疗方案。

案例四　高难度的心理治疗

回国后，我在工作中也时常接触到国内的强迫症病友。我曾给一名来自温州的病友进行了具有特殊意义的心理治疗，这给我留下了深刻的印象。

心理治疗在大多数情况下都是以谈话的形式进行的，这个案例有意思之处就在于，因为语言不通，给她做心理治疗是需要通过翻译进行的，这对我来说还是第一次。

第一印象：L女士，40岁左右，个子矮小，不到160cm，短发，脸型是典型的南方人，比较有层次感。我常常看到她一个人站在病区的走廊里，问她在做什么，她笑而不答。她是浙江温州某郊县的人，没有受过文化教育，据说只认识几个字。她不会说普通话，能够听懂一点点，只会讲当地的一种方言，就是能听懂上海话的我，也完全听不懂她说什么。

同她的交流非常费劲，她的一切都要通过她丈夫。她丈夫说普通话，自然成了她的翻译。虽说翻译我们说的话没有什么难度，但是她丈夫的翻译质量确实很差，经常是面对面，意思传达不过去。她本人比较容易情绪化，经常看到她生丈夫的气，谈话进行到一半的时候，她常常一言不发，说她丈夫要害她。面部常有的表情是不屑。她没有对自己的评价，或许有，我没问出来。感觉上，她自己并不想让自己的病完全好。

基本信息：

家族史：阴性。

个人史：没有患过什么严重的躯体疾病。

药物治疗：入院前服用一种抗抑郁剂，无效，入院后改为氯米帕明，并逐步加量。

个人发展史：出生在温州农村的天主教家庭，父母亲戚均为虔诚的天主教徒。在家里为独女，主要抚养人为姑妈，父母早亡。童年期对自己最有影响力的人是姑妈。没有上过学，后经姑妈介绍嫁给了现在的丈夫，夫妻感情总体上过得去，但常有口角。有两个孩子，分别是 16 岁和 18 岁。病友本人没有工作过，整日在家。她丈夫一直没有固定职业，曾经营一些小生意，最好的时候经营一家快餐店，目前因为她的病，现在是关门状态。

治疗过程：因为同病友沟通有语言障碍，所以我同病友接触之前，没有人给她做过心理治疗。一开始的时候，同行都是尝试药物治疗，但效果并不好。

我在充分了解了背景资料后，在下午一个比较宽松的时间段约她们夫妇俩进行第一次谈话。谈话内容主要是为了了解信息，同时建立医患间的治疗关系。

首先，我问她会不会说普通话，她摇摇头，显然能听懂简单的句子。我又问她会不会说英语，还是摇摇头。接着我问，能不能听懂普通话，她用不标准的普通话说："一点点。"

一开始她还是比较配合的。她和丈夫两人表现出了相当的耐心。于是我开始提问，提问后，由她丈夫进行翻译，翻过去的话会转变为她和她丈夫的讨论，然后由她丈夫告诉我谈的结果。尽管费劲，但还是能够问出一点结果的。不过，我发现有时我提出了问题，她丈夫不经过询问病友就直接回答了，这让我的心理治疗很难进行。我随后要求她丈夫要原原本本地翻译我说的话，我要的不仅仅是问题的答案，而且还要观察病友对我提问所产生的反应。他答应了我，不过我所要求的状态仅能维持几分钟。之后，又回到原来的状态。

我们第一次的谈话大概持续了二十分钟左右，之后就无法进行下去了，病友开始不说话，她看着我。我问她丈夫怎么回事，他说他也没办法。于是我决定结束第一次谈话，结束时她表现出很高兴的样子，并用普通话说："谢谢医生。"整个过程中我观察到，她对医生的态度还好，但对丈夫的态度傲慢。形成鲜明反差的是，她丈夫很有耐心，被骂的时候一直能够保持一个友善的态度。

同她的谈话结束后，我又重点问了她丈夫。她丈夫介绍说，她的病是三年前开始的。主要表现是洗澡和去洗手间耗时越来越长。我问有多长。她丈夫笑了一下说，一般洗澡有他帮忙时需要五到七个小时，没有他帮忙则一天都在洗。通常是从晚上十点左右开始，要洗到凌晨四五点左右，如果他不进去帮忙，则要洗到下午两三点钟。她洗澡有固定的程序，从头到脚，一共洗三次。一旦程序被打乱，或者洗到一半她忘记了就得重新来。所谓的三次是她主观上的三次，最终结果是一次又一次的重复，不停地洗。应该来讲，她的强迫症状不太典型，但却是非常严重的强迫，此外她去洗手间也需要至少一个小时的时间。当然还有洗手，洗手时总觉得没洗干净，要洗至少三十分钟。

总之，我对这个案例产生了浓厚的兴趣。

我仔细问丈夫，具体她担心的事情是什么，为什么她要洗这么长时间？如果她没有按照程序洗完，没洗干净，对她意味着什么？如果我对这些问题不了解的话，很难对她进行心理干预。他回答不了这些问题，在病友不配合的情况下，他也没有勇气再去问。

我的第二个兴趣点是他们的夫妻关系。给我感觉病友在家里比较强势。在交谈中，病友曾经提到过，她的病就是丈夫害的。我具体问了这句话是什么意思。于是丈夫开始讲他们之间的故事。他也是父母早亡，没有什么兄弟姐妹，在经济条件不好的年代，家里的亲戚轮流接济他。成年后，教会的教友介绍他跟病友认识，不久两人结婚。病友认为他可以继承他一个亲戚的房产，结果亲戚过世前，并没有把房产留给他。后来，他们的朋友和亲戚们都做生意发了财，只有他们家没有变富，从那时开始，病友就常说，他对她不好，自己现在病了，都是他害的。

了解到了这个层面，我觉得从心理治疗的角度上看，病友丈夫在医院陪住，对病友的病情并没有什么帮助。病友存在很强的依赖性，并对丈夫又有抱怨责备的心理，如果她的病完全好了，就不能惩罚她丈夫。她说过这样的话，她的病就是丈夫害的，如果他挣很多钱，买个大房子，她就不会得病。丈夫扮演的角色非常有意思，他既是她同外界沟通的联系人，又是她产生不满的来源。

第一次谈话后，我仔细观察了她和她丈夫，我发现她丈夫每天参加病房组织的各种活动，并做笔记给她看和讲。她对丈夫的态度的确很差，常常发脾气，尤其是在他跟女性说话后，非常明显。

第二次谈话时，我将侧重点引向他们夫妻关系的层面上，结果效果并不好，病友本人对这个话题不感兴趣，也不配合，她丈夫也不能完全按照我的原意翻译。

因为头两次谈话都没有取得应有的效果，于是我继续调整战略。我把第三次的谈话重点放在了如何缩短洗澡时间上，直接进行干预，具体到什么时候病友的洗澡时间能够缩短。经过费力的信息交流，我发现她在有外界因素存在的情况下，洗澡时间可以缩短，不但次数上还有程序上都可以简化缩短，因此我断定她的仪式性动作程序是可以通过行为矫正来改变的。

在医院洗澡是有固定时间的，这是外界因素，不同于在家，洗澡过程中，还有他人干扰，在这种情况下，病友的洗澡时间同在家相比大大缩短，而且她能够认可几天洗一次澡。我告诉病友，她的洗澡程序是可以改变的，尤其是在外界的大环境下，她的症状可以变好。她应该尝试几天不洗澡，而每次洗澡时，尽可能缩短洗澡时间，简化程序，减少次数，打破以前的仪式性、程序化。

这次谈话是有直接效果的，病友之后自己告诉我，她在好转，她可以一周只洗一到两次澡，每次的时间都不同程度地缩短，最后的几周已经将整个过程缩短到了一个小时，程序上也只洗一次，洗的过程中如果突然忘记了洗到什么地方，则继续洗，也不需要重复。她说，她想出院，因为病好了一半。她的总体情况在变好，所以，可以考虑让她出院。我问她，如果她回到家，还是用自己的浴室，她如何能够保证自己不复发。她没有回答，显然她想回家，但又控制不了以后可能发生的事情。我建议她如果出院的话，在条件允许的情况下，她可以先住在亲戚家里适应一段时间，让新的行为模式固定下来，能够保持一段时间，这样才会有效果。她表示同意。她以明显好转出院，出院后打算在天津的亲戚家住几个月，习惯了后再回家。

综合分析：这是一个非常特殊的案例，当我第一次听说病友在家洗澡的时间时，我不太敢相信这是真的。病友能够从晚上十点一直洗到第二天的下午，这是什么样的生活！洗完澡再吃晚饭，睡两个钟头，继续洗。有丈夫干预的情况下，大概是洗一夜，第二天白天除了睡觉外，还可以干点儿别的。她丈夫说，她每天几乎就不睡觉，睡也就几个小时而已。如此，除了洗澡外，没有任何的家庭生活。促成这样强迫的原因，最主要的就是病友对她的婚姻不满意，心理层面上她得病是对丈夫的一种惩罚。她总说，她的病是丈夫害的。她丈夫虽然没有赚大钱的能力，但是对她还是百依百顺、尽职尽责，但正是由于丈夫比较柔弱的性格在一个没有外界干扰的环境下，促成了病友的强迫，在过去的几年中症状不断加重。

治疗上，除了药物治疗外，主要是靠心理干预，但心理干预的最大障碍就是语言不通，治疗者的意思不能够直接传达，很多的心理治疗技巧也发挥不出来。

在这种条件下，我们只能利用医院所能提供的环境对患者进行行为干预，也就是用最少的语言改变患者行为，经过强化，形成固定模式，从而达到治疗目的。

（李　恒）

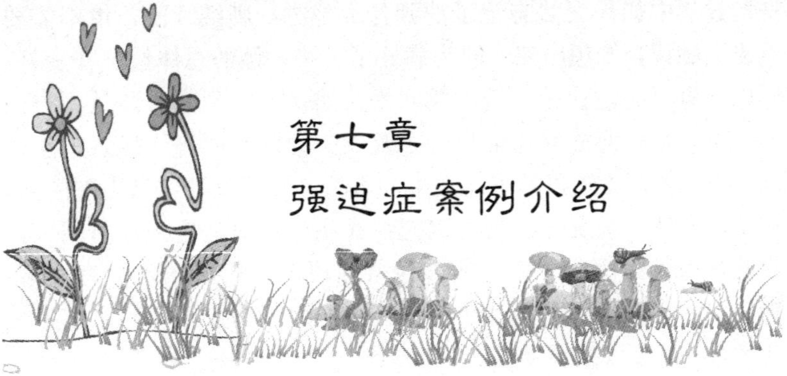

第七章 强迫症案例介绍

案例一 一个爱清洁的中年妇女

现象：现年45岁的王女士是个非常普通的工人，大家对她的印象是干净、整洁的中年妇女，有自己的工作、家庭、孩子，一切都那么普通。可是近来大家发现了她不同于人的地方。每天清洁自己的办公室，从不让人帮忙，大大小小物品的清洁全都自己来干！笨重的文件柜子全靠自己来挪，年轻人想帮忙，事后发现是你前脚干完，后脚王女士接着重干一遍。每月一次如此的清洁已经很不同一般了，可是王女士的清洁工作已经从每月一次更改到每周一次，甚至每天一次。同办公室的同事都被迫请了出来，这样的日子大家没有办法继续过了。

心声：王女士自己也觉得很难过，怎么就这么爱干净了呢？以往办公的环境就是这样的，干了二十来年也没有想到脏不脏的问题，现在怎么就那么不能忍受脏？觉得到处都是灰尘和细菌，到处都是疾病的发源地。明明清洗了之后还是不停地担心，并且有时自己也觉得自己很过分，把人家从办公室赶出去，人家干完的自己还嫌弃，多招人烦呀！自己有时也想这么要求干净没有必要，可是一到这儿就控制不住。

分析：强迫清洗，常见有强迫洗手、洗衣等。

王女士的问题出在反复的清洁行为上面。一般人清洁物品有自己常规的要求，有的仔细，有的认真，甚至有的人非常在意，但是多数人的清洁是自己愿意实施的，也觉得是很有必要的，并且不会给自己带来太大的烦恼。可是王女士的清洁超过了一般人的状态，连自己都会觉得痛苦，可又控制不住地要去做。

案例二 不再相信自己

现象：张女士是某商场的营业员，平时工作比较仔细，与同事的关系也不错，待人真诚，同时也比较在乎别人对自己的看法，生性较敏感，自我要求较严格，在家里也是一位贤妻良母，有一个幸福的家庭。但这样一个美好的境况却在一年前发生了翻天覆地的变化。一年前张女士带孩子去医院看病，在给孩子治病打针时，医生说没交钱（实际已交，医生忘记了），她感到委屈，自己又拿不出凭证，当时十分着急。医生是丈夫的好友，张女士回家后又让丈夫领她再去诊所，说明情况。医生也没说是自己忘记了，只是说："你快回去吧，我相信你。"从此，她在工作时反复数钱，不敢帮别人领工资，总怕出错，怕给了别人钱后别人不承认。自己不敢去银行取钱，不敢去商场买东西。尚能坚持上班。得病后，丈夫调动到郊区工作，每天早出晚归，工作很忙。她的病情加重，感到自己无依无靠，特别难受。曾一次自己的家被盗，失窃手表一只，房间被小偷翻得乱七八糟，从此以后张女士又增添了反复检查锁门的问题，有时反复检查达二三十次，每次出门都让丈夫锁门。几个月后，张女士的姥姥患病去世，她痛哭一场，情绪悲伤，病情变得更加严重。因为在商场工作，同事们说，商场里经常有坏男人，会把女人的衣服弄脏。以后她在商场上班时，见到陌生人总是回头看，特别害怕自己会遇到坏人。骑自行车上班也不时地回头看后面有没有坏人。在家衣服要洗很多遍，衣服不敢晾在外面，怕被坏人弄上脏东西。男人坐过的地方自己就不敢坐，在单位不敢喝水，不敢使用公共厕所，害怕这些地方会有男人的"脏"东西给弄到自己身上。张女士感到痛苦难忍，整天要求丈夫陪伴她，不停询问丈夫是否锁好了门，衣服是否有脏东西，问一遍还是不放心，每天都要问无数遍，每次要求丈夫说没事。丈夫因此烦得要命，有时故意不回答她，她会反复追问不止，家庭关系变得异常紧张……

心声：张女士坦言一年前在医院里被"冤枉"那件事对她的心理打击很大，此后就开始对自己不信任，生怕自己再出错被别人误会，对自己做过的事特别是关于钱、卫生和安全等方面的事更是谨小慎微，总怀疑自己没做到位，必须反复地检查。她也知道这些都是自己想出来的，实际并不存在，可是总是控制不住地担心，反复洗涤、检查……

分析：强迫怀疑，强迫检查，强迫洗涤，强迫询问。

张女士的症状在强迫思维和强迫行为两方面都比较突出。她本生的性格就是敏感多疑、追求完美，在受到"冤枉"后，更是加重了其"不能出错"的观念，对自己也越发不自信，怕自己出错，怀疑自己做的事是否正确、到位的观念就越来越严重，形成了强迫怀疑。为减轻强迫怀疑引起焦虑，继之就出现强迫检查、强迫洗涤、强迫询问等强迫行为。她虽然，能意识到这些都是没有必要的，对她的生活和工作都造成了严重影响，可就是控制不住地要去想、去做。

案例三　控制不住的余光

现象：小李是在读高中二年级的学生，平时性格较内向，少与男生交往。一次上课时，无意中见一男生在看着自己，投来温情的目光，还多情地一笑，她顿时脸红心跳，不由低下了头，脑子一片空白，不知所措，又怕被老师和同学发现，紧张不已，整节课都没听进去。下课后她也不敢看人，径直躲进厕所。之后，小李就总是心神不宁，头脑中总是不断地浮现出那个男生看她的表情，紧张不安，极力克制自己不要乱想，专心学习，但怎么也控制不住，有时还偷偷瞄那男生一眼。高三仍是这样，学习受到严重影响。她总是躲着人，碰到男生又总是用余光扫一下男性的下身，自责下流，但就是控制不住。

心声：小李自己也搞不清为什么总会出现那个男生看她那一刻的表情，虽然当时有种被“电”了一下的感觉，但自己清楚内心并没有“喜欢”他的想法和感觉，而且弄不明白为什么对男性的隐私部位如此好奇，明知不该去看，也不愿去看，可就是控制不住，“越控制越想看”。

分析：强迫表象，强迫性注视。

小李的问题出在头脑里反复出现过去对她有一定刺激的体验（男生多情地对她笑）。我们一般人也会对自己经历过的某些特殊体验在之后的一段时间内多次出现在脑海里，但在时间的推移中这种“印象”会逐渐减轻或能受我们控制，也不会给我们带来太大的烦恼。而小李同学在过了很长一段时间后仍对那张脸“念念不忘”，不管做什么那张脸总会时不时地冒出来，自己无法控制，相当痛苦。在行为上被迫性地反复去看自认为不该看的事物也让她苦恼、自责。

案例四 想不明白

现象：张先生是一个知名企业的部门经理，人充满才气，也长得帅气，是很多人羡慕和追求的目标。但就是这样一个年轻有为的成功人士也有很多苦恼：最近他发现自己想的东西特别多，而且总会对一些很简单的事情困扰不休，翻来覆去地想，琢磨怎么才能想通。比如明天要开会，今晚就不停地琢磨明天是穿西服好还是穿大衣好；每做完一件事后，哪怕是很普通的事，也会把做这个事的整个过程反复地回想好几遍，总是试图找到还有哪里没做好，还经常不由自主地去反复思索诸如“为什么我们中国人的头发是黑色的”、“为什么人会长五根手指”等一些很简单的常识性问题，白白浪费时间。此外，他还时常莫名其妙地恐惧，主要是怕狗。早上起来去上班，路上遇到狗马上就会紧张，这一路上他就担心、想着、躲着。如果遇到从身后跑来的狗他就会感觉很别扭，当时就会看有没有哪里碰到了，立即检查，虽然有其他事可以转移注意力，但事情办完之后就马上会回到紧张的状态。

心声：张先生对自己现在的状态很困惑，为什么变得如此"犹豫不决"、"死钻牛角尖"了呢？明明是很简单的事或问题，以前从来没当回事的，怎么现在要花这么多时间去反复琢磨呢，最终也想不出什么名堂，可就是控制不住地要往里面去想。至于怕狗这个问题，自己也说不清为什么就这么厌恶狗，只要是看到了狗或听到了狗叫声，马上就会产生强烈的厌恶和恐惧，于是极力回避，但即使那狗已经离开自己的视线范围了，心中的恐惧仍久久不能消除。

分析：强迫性穷思竭虑，强迫情绪。

张先生的问题出在两方面：①对生活中极其简单或正常的现象或事物过分关注，追根究底，反复思索。一般人对做过的小事很少会返回去再反复琢磨，值得去反复研究的都是一些比较重要的事，而且会认为这么做是有必要的，是对现实有帮助的，不会带来太大的烦恼。可是张先生连再小、再简单的事都要去反复推敲、琢磨，他自己也觉得是完全没有必要的，可就是控制不住要去想，这就是强迫性穷思竭虑。②对狗这个动物表现得过分担心和厌恶。我们每个人都有恐惧的事物，当我们处于某些特定的环境看到、听到或想到这些事物我们都会出现恐惧的情绪，但这种恐惧或厌恶情绪的出现在我们看来是一种正常的情绪反应，而且在我们离开这些事物或场景后这种恐惧情绪也会随之逐渐消除。然而张先生的这种情绪表现显然是过分了，他也知道不必要、不合理，可自己就是无法摆脱。

案例五　总做无意义事情的学生

现象：小王是刚参加完高考的高中毕业生，他患强迫症有三年了，下面是他自述的一段痛苦经历："我的性格是追求完美型的，自从进入高中后，学习压力增大，我就老担心会丢东西，每次买东西必须要把钱包里的东西全部拿出来检查几遍再放回去，一回到宿舍就要把柜子、书桌、物品全打开检查几遍，有时还会让室友觉得这么做是对他们的不信任，自己也觉得这样反复检查毫无必要，但不去做的话心里老放不下，更难受。每次考试，试卷发下来后必须先看试卷的空白地方，要盯着空白处看上几秒甚至几十秒后才能开始做题。到后来看书时看一句话要反复重复地看，还得用笔划字，一页看完后书被划得密密麻麻的。我投入的精力是别人的好几倍，每天重复的工作占到 3～5 个小时左右，严重影响了学习效率。晚上难入睡，躺在床上不由自主地回忆白天及以前的事，一个一个地跳进脑海里，就是平常的琐事，在脑海里过一遍。”

分析：强迫怀疑，强迫检查，强迫性仪式化动作，强迫性迟缓，强迫回忆。

小王的强迫症状比较丰富而且典型，在强迫思维上主要表现为强迫怀疑和强迫回忆：反复怀疑会丢东西，不由自主地回忆白天及以前的事。他自己也觉得这些想法是完全不必要的，令他很痛苦，可就是控制不了。在强迫怀疑的基础上就出现了强迫检查，以此来减轻内心的焦虑与不安；而做题前必须先看试卷的空白处、看书要反复用笔划字等属于强迫性仪式化动作。这一系列动作是他自己形成的，在他人看来是不合理的或荒谬可笑的。正因为重复动作和仪式化动作导致其行动迟缓，花费的时间和精力比别人多得多，效率低下，这也就是强迫性迟缓。

案例六　厌恶像父亲的人

现象：小齐在 12 岁时曾听到父母的争吵，内容是父亲的朋友醉酒后说他的母亲和他人在卫生间有暧昧的行为。之后父母之间争执有了两三年，后来父亲认为可能是醉酒朋友的误会。但是小齐却逐渐认为万一是真的，他可能就不是父亲的孩子，但是他和父亲很像。后来他逐渐出现症状，在读高中时，对名字中与那个男人有相同字的同学，会感到很厌恶，认为这个同学咳嗽会污染自己。人家看他的课本他也觉得会被污染了。以后症状扩大到视觉、触觉、听觉方面都有，如看到父亲觉得眼睛不是干净的，要去冲洗。不能看到关于那个男人的汉字，否则眼睛会被污染。不敢摸家里的东西，因为那些东西都被那个男人摸过了。

心声：小齐认为自己活得太累了，很多时候心情都很糟，对和那个男人有关的事物都会感到厌恶，而且这种厌恶情绪持久不能消除。他也清楚这些担心和厌恶明显过头了，很没必要，每次都想努力去克制这种情绪，却无法控制。

分析：强迫情绪。

小齐的问题出现在对心中“那个憎恨的人”的过分厌恶，以至于认为凡是自认为与之有联系的事物都会污染他、影响他，所以只要一看到、听到、触知到这些相关事物，就立即产生强烈的厌恶感，极力回避，自己也明知不合理，却无法克制。

案例七　检查，检查，再检查

现象：杨先生是一名公司职员，近三个月来他总是感到不放心，尤其是在离开家里时，他总是要检查煤气开关、水龙头和电灯开关。不检查就不放心，他总要检查好多遍，才能离开家门。但常常是离开了家，想想不放心，又回去检查。他觉得很累，不仅是体力累，心也很累。他明知道这样的做法有点不对劲，就是不能自己克服。

心声：杨先生道出了出现这些想法和行为的原因：“三个月前，我的一个老同学家因为忘了煤气灶上烧水，结果睡午觉时水开后使煤气灶熄火，煤气溢出而中毒，经抢救无效死亡。这事对我的冲击很大，也怕家里出事，毁了全家。我怕煤气漏，也怕漏电、漏水，总之是怕家中出事，发生不测之祸。我的情况已明显影响到我的工作和生活，也影响到我和妻子的关系，因为她对我不理解，经常抱怨我，我们现在常常争执。其实我自己也经常觉得这种不放心没有必要，所有的重复检查都是多此一举，可这心里就是老担心会出问题，克制不住呀！”

分析：强迫怀疑，强迫检查，常见的有检查门窗、水电、煤气、衣物、身体等。

这是强迫症常见的表现形式之一，我们每个人都存有对事物怀疑的心理，一般经过验证后这些疑虑都会逐渐消除，而且不会反复出现，不会过多地影响我们的生活。而杨先生的疑虑程度显然是过头了，由此进行多次的重复检查，连他自己也觉得很累，明知没有必要，但就是控制不住。

案例八 忘不了

现象：一年前，小吴因高考落榜插班到另一所中学高三班，坐在他后面的男生颇爱玩恶作剧，经常在他背上贴胶带、涂墨水，小吴与那位男生经常闹矛盾。高考前夕，那位男生叫来一帮弟兄在下晚自习的时候将小吴打倒在地，并且每人向他啐了一口。从那以后，小吴满脑子都是那晚的情景，他在日记里发誓：一定要复仇。后来进入大学后，他发现自己看到不顺眼的同学就想啐，不久，他见人就想啐。他明知啐人是不礼貌的行为，会引起误解，造成人际关系紧张，但他控制不住自己，见人就不由自主地想啐。这种冲动十分强烈，不啐就浑身不舒服，这使他苦恼不堪，以致不得不整天躲在宿舍里，连课也害怕去上。

心声：小吴自述自从那次被人侮辱后那段经历就时常出现在脑海中，起初很想找机会报复回来，后来顺利考上了大学，这种报复心也就淡化了。可那段经历至今仍常常在脑海中反复浮现，严重影响了他的学习、生活，他曾努力想把它忘却或者控制自己不要去想，可越想控制越要去想，现在又出现了见人就想啐的强烈冲动，更是令他痛苦不堪。

分析：强迫回忆，强迫意向。

一般情况下，我们对以往经历的回忆是能够受意志所控制的，即使是一些不愉快或令人害怕的经历，在经过一段时间后也会逐渐淡化并进入我们意识控制的范围之内，不会给我们带来太大的影响与苦恼。而小吴的情况超过了一般状态，即使已经经过了很长一段时间，那段经历仍不由自主地在他的意识中反复呈现，干扰了学习、生活，虽极力控制不回忆，却无法控制，构成强迫回忆。另一方面，小吴主观上反复感觉到有一种违背自己意愿的意向（晬）存在，而且也明知这种意向（晬）是不合情理的、荒谬的，虽努力控制自己不去做，但却无法摆脱这种内心冲动，使他极度焦虑、恐惧，这种表现就是强迫意向。

案例九　不断传染的脏

现象：熊女士是某水泥厂的一名职工。三年前曾被诊断患有性病，她感到非常震惊，遂到地、省级医院复诊，结果证实不是性病。但她自此养成洁癖，反复洗手，冲洗洗过的餐具、饮具，逐渐泛化为把认为不干净的内衣、内裤、米面、蔬菜丢掉；反复关门、锁门，不断地换锁；不敢说诸如脏、病、性等字眼，进而连听到、看到有关的事都特别敏感，不敢看书、报、杂志、电视，也不敢上街，担心看到有关疾病的广告。脾气变坏，工作也不顺心，多次换工种，从质检部门到车间，与女工们合不来，感到同事们说下流话、开黄色玩笑，很粗俗、肮脏，常感压抑而孤僻，不合群。不管在家还是在单位，经常找茬与人吵架，认为受到欺负而领导、丈夫又不站到自己一边。在家里，丈夫一不小心说出上述字眼就犯忌，一犯忌，就大吵大闹。

心声：熊女士对自己的现状非常苦恼，自己怎么就如此敏感呢？感觉整个世界都是肮脏、下流的。以前也没在意周围的事物脏不脏啊，也不会对疾病、与性有关的东西如此厌恶啊，冷静下来后也清楚很多麻烦都是自己的这些改变引起的，可自己又克制不住、摆脱不了。

分析：强迫情绪，强迫清洗。

熊女士的问题出在对“脏物”过分地担心与厌恶。我们一般人在看到或听到与“脏、病、性”有关的事物或言语时也会产生一定程度的厌恶感，这是正常的情绪反应，脱离那些场景后我们就能较快地调整好情绪，不会对生活造成太大影响。然而熊女士的担心、厌恶程度明显过头了，感觉生活中处处都充斥着这些令她厌恶的东西，并极力回避，生活、工作都受到严重影响，虽然自己也知道这些担心、厌恶明显不合理，却无法克制。

案例十 怕刀和剪的博士生

现象：小齐是某名牌大学外语系的在读博士生，学习成绩一直都不错，闲暇时爱读一些侦探、探险类小说，平时虽然话不多，但与老师和同学相处得还不错。眼看学业有成，即将踏入社会之际，他却因自己发生的变化而深陷苦恼之中。已经一年多没回家的他在前段时间回了一趟家，探望家人。本来回家是件高兴的事，他心情十分愉快，没想到第二天当他看到母亲用菜刀切西瓜时，突然感到自己的脖子有一种怪异的感觉，脑子里马上浮现出刑场上砍头的血腥场面，顿时就出了一身冷汗。从那以后，只要想到母亲切西瓜的场面就会不由自主地联想到砍头的场面，脑子被这个念头一直包围着，一想起母亲切瓜的情景便出一身冷汗，想控制住不去胡思乱想却不能成功，索性就用睡觉来排除这个念头。但一醒来，脑子里第一个浮现的仍是这个情景。发展到后来，一看见有人用刀切东西，不管是切菜、切肉、切水果，甚至用剪刀剪东西都会马上在脑海里出现砍头、剁手跺脚等恐怖场面。以后越来越不能控制自己，在生活中联想到的恐怖念头也越来越多。比如走进寝室时，便想象自己是走进坟墓的入口；夜晚看见宿舍大楼窗口挂着的衣服，就会不由自主地在脑子里冒出一个人上吊的画面。

心声：小齐非常痛苦，这些令人胆战心惊的恐怖念头，以前只会在阅读相关小说时主动去设想一下，而且自己完全能控制。但现在是一些很正常的生活场景，就会让他冒出那些乱七八糟的联想画面，越是极力控制不去乱想，却越要去想，而且是反反复复地想，没完没了，正常的学习、生活都被打乱了。

分析：强迫联想。

看了小齐的表现后相信大家都能判定他的这种联想是异常的。我们每个人都有丰富的想象力，都可以由一个事物联想出多种与之相关的事物，那我们正常的联想与强迫联想的区别在哪里呢？最大的区别就在主动与被动上，当我们发挥想象力时是我们主动去想，这个想的发生与过程是受我们控制的，一般不会给我们带来苦恼；而强迫症病友的强迫联想就是一个被动的过程了，往往是不受自身控制的，不由自主地就出现在脑海里了，病友会明显感到没有必要这样想下去，可是控制不住，并为此烦恼不已。

案例十一　爱唱歌的好书记

现象：现年48岁的刘女士是某县的县委书记，平日工作认真负责、关心群众、乐观豁达，是群众心中的好领导。近日，这位好领导向我们透露了她多年来的一个小秘密：二十多年前，刚参加工作不久的刘女士也是一名热血青年，爱好广泛，唱歌跳舞是她的特长，曾多次在单位组织的歌唱比赛中获奖，平时有事没事也爱哼哼小曲儿。后来她逐渐发现一个现象，有时脑子里会情不自禁地唱歌，嘴没动，也没唱出声，只有她自己知道唱的什么，唱的都是她平时爱唱的歌曲，起初只是偶尔出现这种现象，到后来只要一做事脑子里就反复默默唱歌，起初还觉得会影响自己工作时的注意力，就克制自己不去唱，哪知道根本无法控制，越想控制越唱得厉害。她后来顺其自然，慢慢地也就接纳了，虽然唱歌始终存在，但不会影响自己干活也不影响别人，多年来也享受着边做事边唱歌的感觉。她还特地告诉我们她最爱唱的歌是《我爱北京天安门》，而且她唱《一条大河》时就跟郭兰英唱得几乎是一样的呢！

分析：强迫性唱歌。

这是一种比较特殊的强迫症状。首先，刘女士知道唱歌是自己的思维活动；其次，唱歌本身是没有什么意义的，也不受她的控制。之所以刘女士不像其他病友那么痛苦，是因为她很好地接纳了症状，把它当做生活的一部分，顺其自然，该做什么做什么，不受症状的负面影响。

案例十二　害怕红色

现象：小王是一名大三学生，两年前住校与一女同学发生性关系一次，事后女方不愿再与其交往，他便害怕从女方得了什么不好的病，比如艾滋病。以后他就反复地做检测，虽然每次结果都是阴性，但仍反复怀疑会得艾滋病。他觉得衣服、被子也不干净，怕沾有艾滋病病毒，想把它们都换了；怕鼻涕、唾液等会传播艾滋病，与人交谈时会刻意地保持一定距离以免别人的唾液沾到自己身上；上厕所后怕手上沾有脏东西，就开始经常洗手，总觉得手不干净，每天洗二三十次，每次一两分钟。同时他还会怕类似红色的东西，如红花、巧克力、葡萄酒、红点等，会由这些类似红色的东西联想到血，再由血联想到艾滋病病毒，就会感到恐惧、害怕，所以就不敢碰这些东西。入座之前要反复检查一下凳子或沙发上有无红点，要是有的话就不敢坐下来。

心声：小王自己也清楚这些都没什么必要，但就是控制不住，非常苦恼。经过一个月治疗后洗手的现象少了，仍担心红点，怕污染，有时要去反复想和区分颜色，五个月后情况明显好转，只是还有些关心小红点，怕是血，会用眼睛看一下。

分析：强迫怀疑，强迫检查，强迫清洗，强迫联想。

症状不断地蔓延、不断地变化是小王的症状特点。其中最核心的还是害怕，还是对那件事情的恐惧。而后面的变化也只是症状的泛化而已。

（文　晏）

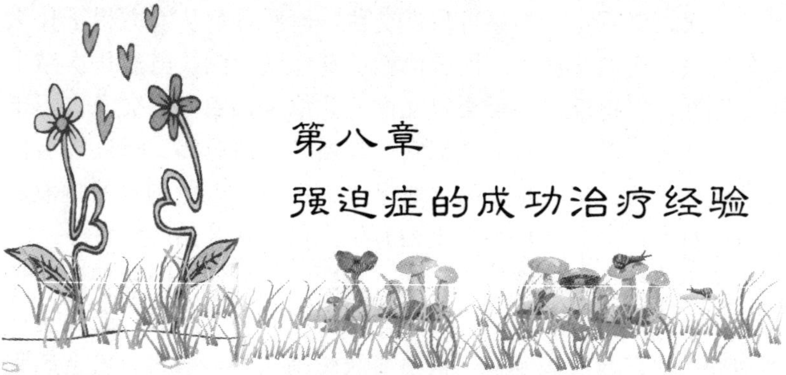

第八章 强迫症的成功治疗经验

我是一名医生，很多时候我要感谢我的病友，因为虽然我掌握着医学的理论和知识，但是如果他们不给我信任和机会，我没有可能实施治疗；我要感谢我的病友，因为我自身没有得过强迫症疾病，我无法从最深处去知道疾病的可怕和厌烦之处，是我的病友在我面前坦诚地诉说所有的感受，让我感同身受获得疾病的第一手资料；我感谢我的病友，他们把一言一行、每个建议是否有效都传递给我，甚至把宝贵的治疗经验给我，毫无保留，这使我有更多的经验和知识帮助以后的更多病友……

以下都是我的病友给我的很好的经验，由衷地感谢他们。

病友体验一　勇于选择

我们很多强迫症病友都有一个共同的苦恼——对待很多事情难以作出选择。下面我就来说说我是如何摆脱这个苦恼的：

首先我们要明白这个世界不存在任何完美的选择。也许您会说：“我只是想作出一个更好的选择，并没有追求什么完美。”其实您在一味地追求更好选择的过程中就是在潜意识地追求完美。既然，不存在完美的选择，我们就没必要追求，也就没必要追求更好的选择。其实每一个选择都有得有失，您选择了一部分东西，就意味着放弃另外一部分东西。就好比有两样世间最美味的食物摆在您面前，但您只能从中选择一样，而且有时间规定，超过时间规定您就什么也得不到。您很可能就难以选择了，选这个觉得错过那个可惜，选那个又觉得错过这个可惜。就在您犹豫不决的时候您已经超过了时间限制，您将什么也得不到。这虽然只是一个比喻，但它确实反映了现实社会的一种情况。也就是说允许您有一定的时间去思考选择，但不能无休止地思考下去，这样只能让您没有了选择的权利。因此，您是愿意简单地思考后作出主动的选择呢，还是愿意失去选择的权利。我想您一定会选择前者。而现实社会更是如此，快节奏的生活已经成为主要的生活方式，这样允许我们思考选择的时间就会越来越短，因此我们必须果断一点，哪怕这个选择是错的，可是总比我们不去选择好吧？不去选择就意味着放弃这次机会，而放弃机会的负面影响大多时候都比错误的选择严重得多。更何况我们还是选择正确的时候多，即便我们要为错误的选择付出代价，那也没有什么可后悔的。因为这是一个自然的结果，我们这个时候顺其自然就好了。选择能让您得到一部分东西，同时也意味着您要失去另外一部分东西。这是一个必然的无法改变的结果，可能您短时间还接受不了，但您必须学着去接受，这也许需要一个很长的过程，但这个东西急不来。

病友体验二 真正地“顺其自然，为所当为”

“顺其自然，为所当为”，这是森田疗法的核心理论。我们很多强迫症病友肯定都从各种途径听说过森田疗法的这个观点。而且，大家都在尽可能去领会和去做。但是，很多对强迫症认识还不够或刚刚接受治疗时间不长的病友，理解起来就很困难或不理解甚至造成误解。“顺其自然”并不是让您的强迫症状肆意妄为（比如，您正在开会或上课或做其他的事情，您突然觉得不对劲，想起自己刚刚摸了些什么，觉得自己的手脏了想去洗手，于是您就去洗了而且时间比较长。可您刚回来一会儿，就又想起什么事，又去洗手。结果您本来应该做的事被搞得一塌糊涂），也不是让您去拼命地去克制自己的想法（比如，当您正在做事时，自己又想去洗手，但您自己也认为没什么必要，于是您就反复地克制自己不去想洗手这件事，以至于您一直在进行思想斗争，最后还是耽误了正事），而是让您不去理会脑子里的强迫思维（就是指，您认为没必要可又控制不了的想法），继续去做您应该或正在做的事情。可是，您肯定会感觉到在开始运用类似于我说的这一方法的时候心理会很不适应。这时您应该做的是带着这种不适应去继续做您应该做的事情，您如果认为状态实在不好的话，您可以去选择一些轻松容易的事去做或者去娱乐一下。如果您能长期坚持这样做的话，您的这种不适应的情况就会慢慢减轻最后消失掉，您也就会因此慢慢地摆脱病痛的烦恼。这里我作一个比喻：强迫思维好比一个顽皮的精灵，它可以控制人的行为和扰乱人的思绪，并以此为乐。如果您受了它的控制（就是指我前面说到的两种错误的做法），它就会觉得您很好玩就会一直缠着您。如果，您不理会它，不去受它的控制，它也就觉得您没什么意思，也就自己跑掉了。

病友体验三　接受不确定性

强迫症最可怕的感觉莫过于那种不舒服的感觉了，那种感觉说不出、道不明，让人很难忍受。随着治疗的不断深入，我越来越了解，其实那种感觉就是一种焦虑，也就是一种不确定性。这种感觉你越不接受，越会深受其害。回想自己当初就因为害怕没有确定锁上门，所以逐渐陷入不断的检查之中，可是越检查越觉得万一没有锁上可怎么办。于是又是新的检查，这种不确定性就在不断地促使我不停地检查。与其拼命地检查不断，不如接受这些不确定性，人生就此发生改变。

其实未来世界的不确定性本身就是事实啊。那些物理学、数学、生物学等学说也不是完全确定的啊。我们不能完全左右外部世界，这完全是情理之中的事。既然外部世界是不确定的，我们都可能随时受到外部世界不确定性的威胁，像地震、台风哪个是确定的呢！在我们的一生中，有多少不如意的事情，我们的生活中消除不了威胁和不确定性，只不过随着不确定性的性质与程度的变化，威胁的种类与大小也不一样。我们除了接受和按照目前认为正确的方法来防范，我们别无他法。放弃对该死的“不确定”的担忧吧！

病友体验四　不要过于追求方法

相信很多病友走过和我一样的弯路——在各家医院中不断地寻找治疗强迫症的良方。虽然很多医生给过我好的方法和建议，比如吃药、检查、心理治疗等，但是我当时认为医生只是给我吃药，没有告诉我怎么做，不能让我顿悟。可是如今一路治疗过来，我才能领会到其实每个医生都告诉过我如何和强迫症作战了，只是当时的我太追求某种可以立竿见影的方法，根本没有听进去医生的建议。就像医生说要心理治疗，而我认为医生只是在和我说话，这怎么算治疗，根本心里还是在梦想着有什么好办法；医生说要先和症状和平共处，而我却一心找办法怎么消除强迫症状；医生告诉我要行动，而我却总是想着只要你把我症状消除了，我就会行动，现在因为症状我没有办法行动；医生和我说你要有一段时间来治疗强迫症，而我几天没有见效果就认为是医生没有尽力治疗，我甚至和几个医生都吵过。现在想来，自己是太过急于求成了，医生的话我根本没有听进去。痛定思痛，希望病友们能吸取我的教训，好好和医生合作，不要过于期待什么不切实际的方法，更多的治疗就是个过程，需要一步步去实践和走的。

病友体验五　学会自我识别强迫

我的强迫症状非常多，在多年的患病经历里，我不停地在和不同的强迫症状作斗争。最开始的时候我不知道它们都是强迫的表现，我还以为是自己疯了，怎么一会儿这个问题，一会儿那个问题，我的脑子都不行了，并且疲于和医生交谈症状和确定是否疾病加重。医生很好地帮助我，教给我识别的办法，并告诉我一旦确定干扰我的是强迫症状的话，就不要再去反复地思考，把它放一边就可以了。我也自己尝试着总结自己，比如：①强迫的代表好像就是没完没了；②强迫会让我心里很难受，不做就不舒服；③强迫会很影响自己的生活。有了这些特点，我就会告诉自己又病了，强迫了，我会尽力地放弃自己的想法，争取遵从医生的建议。可以想象当时我很痛苦，因为那是强迫的病，不是你想放就能放下的。可是尝试下来，我找到了感觉，可以说像是摸到了门一样。开始我还抱怨医生讲的东西听得明白但是做不到，但是现在我明白了，就是我们听懂了之后还必须尝试着去做才行。

病友体验六　尝试转移注意力

很多时候我被强迫症状打断日常生活，很难转移注意力。但是医生提倡必须要学会转移注意力，所以在医生的指导下我开始去刻意地转移注意力。我的方法一个是时刻排满自己的作息时间表，根本就不给强迫出现的机会，这点我自己管它叫提前转移注意法，所以很多时间我不停地忙着做各种各样的事情，开始是为了消除强迫，而后来是自得其乐，也是家人说我的，治病养成了好习惯。另一个方法是让家人协助，在自己正有强迫的时候，靠自己根本就不能转移开注意力，于是我借助家人和朋友的力量，让家人带着我做事情，尽快地离开强迫发生的环境等。总的来讲，转移注意力是个比较好用的方法，但是因为强迫症状会比较多，而需要不断地转移，开始是很痛苦的，但是随着症状被药物控制住，转移注意力就会变得越来越容易。

病友体验七　治病别忘生活

回想那几年，我倾家荡产般地在全国各大医院、门诊、所谓的一些心理诊所和特效门诊中奔波，我当时就是想放弃自己的生活、学习几年都可以，只要把强迫症治疗好，我就有希望重新生活。可是事与愿违，欲速则不达，我越着急治疗，治疗越是不前进，症状消除不掉，我甚至想到了去死。后来，一个医生在治疗中点醒了我，告诉我治疗的目的就是要改善生活，脱离生活的治疗也就没有任何意义，并且强迫的治疗更应该是在生活中治疗，治疗中生活。这句话点醒了我，一直以来我的生活中心是治病，其实生活的中心是生活才对，治病只是生活中伴随着的许多插曲而已。峰回路转啊！找到了治疗的方向，治疗的过程真的很顺利。生活越来越好，疾病越来越轻；疾病越来越轻，生活也越来越好，一旦进入这样的一个良性循环，治疗疾病就成功了。

病友体验八　善于寻求帮助

得了强迫症，一开始我的心思都用在了千万别让人知道上面了，每天我小心翼翼地隐藏自己的强迫症状，为了不让别人知道我检查锁门的毛病，我每次都假装值班，一直到最后才走。同事邀请下班，我也拒绝。时间一长，同事们逐渐地离我远去了，觉得我很怪癖、不愿理人，还甚至产生了更多的误会。我的心里真苦啊！症状烦人也就罢了，单位里跟同事的关系也差了，我更孤单了。我知道其实这都是我自己的原因，我太害怕被别人知道了。后来纸包不住火，我的症状被同事给撞见了，我大声地痛哭，说出了自己的感受。出乎我的意料，大家不仅没有看不起我，还给了我很多的建议和支持，有的帮我介绍医生，有的和我经常聊天，有的帮我一起想克服的办法，日子一下子变得轻松起来。回想得病以来，最开始都是自己给自己设圈套，认为别人会怎样怎样的，其实都是自己太在意自己了，想开了，什么都没有关系的。并且通过周围人获得帮助，我很快走了出来，比起最开始的克服状态，现在真是天壤之别。所以奉劝病友，别太封闭自己。

病友体验九　学会放弃责任

我的症状就是怕煤气阀没有关好怎么办，我一直认为无论谁关不好都没有关系，但是我不行。我不能承担关不好煤气、万一爆炸和出现危险的责任。因为我对责任重大的事情会非常谨慎和小心，为了把责任降到最低我会反复检查和核对。医生给我做治疗说我这是追求完美和夸大的责任感，并认为这是我产生强迫的最主要的原因。我非常支持医生的这个说法，因为我认为自己对自身和家庭的安全负有极大的责任，所以在明知已经关好了的情况下还要进行检查。如果不进行检查和核对，自己就会感到焦虑和不安。为了降低自己的这种焦虑和不安，我就会反复地检查煤气是否关好，为了确保煤气已经关好，我会产生反复关煤气阀的行为。现在我在学习放弃这种责任，因为我也是凡人一个，我出事也是理所应当的，我可以小心，但是我依旧不是神仙，我要接受自己有责任但不是全部的想法。我尝试告诉自己："我已经关好了，如果这样还是发生了煤气中毒或者是火灾，我也没办法了，那也不是我的责任了。"我在逐步地获得轻松，希望有类似我这种情况的病友也和我一样一起试试。

病友体验十　不和"万一"作对

我生活中的"万一"可多了。我担心在离开一个地方的时候万一掉了东西怎么办？走路的时候万一丢了东西怎么办？扔垃圾的时候万一把有用的东西也扔了怎么办？自己看过的书万一没看准怎么办？煤气万一没关好怎么办？电脑万一没关好怎么办？手机万一没关好怎么办？门窗万一没关好怎么办？万一刚才的资料或文件有漏洞怎么办？万一名字写错了怎么办……所以每天我度日如年，如坐针毡。

这里是一本书上写的万分之一的计算，介绍给大家："我担心走路的时候钱包丢了，别人拿着我的身份证去办张手机卡，然后疯狂地打长途电话，欠费好几十万，最后电信公司找我来要钱。首先走路丢钱包的概率我们按1%计算（这个概率意味着你一年将丢3次钱包，同样你并不会比别人更容易丢钱包，看看你周围的人是不是他们平均每年丢3次钱包，所以这个1%的概率已经是很大的了）。根据常识和相关报道来推断，捡到或者偷钱包的人一般只拿里面的现钞，然后把钱包和其他东西一起扔掉。不难理解，因为这样做他们自己的风险最小。就算有10%的人会拿我们的身份证去办手机卡，但这种人每个月的手机话费不会很多。想想我们自己就算让你毫无顾忌地使用手机，一个月又能用多少话费呢？如果一个人的话费能达到几万元，那这个人的地位或者经济实力肯定非同一般。这样有身份、有地位的人也不会用你的身份证去办什么手机卡了。所以，这些人一个月话费能超过万元的概率不会超过 0.1%。如此算来你这个担心最终真的能发生的可能性最多只有 1%×10%×0.1%＝1/1 000 000，是百万分之一的可能性。”

“万一”就是万分之一发生的可能性极小的事情。从概率论的角度来说，“万一”就是小概率事件。但恰恰就是这种小概率事件，却使我们病友深陷其中，欲罢不能！我的指导医生用一个成语来形容小概率事件就是大海捞针。如果有人在大海里扔了一根针，然后让我们去捞，我们有没有捞上来的可能呢？答案是肯定的，我们肯定有可能把这根针捞上来，因为这根针确实存在于海底。只是我们捞上来的可能性非常小，很可能我们花了一辈子的时间都捞不到这根针。是的，我们强迫症病友是不是在“万一”地捞针呢。别和“万一”作对，我们只能按照大方向前行，接受“万一”我们也能做得很好。

病友体验十一　和药物做朋友

一直以来的治疗中我都对药物有着抵触，我宁愿花费所有的时间和金钱去尝试各种可能的心理治疗，但是我不愿意用药治疗。用药让我有各种担心，用药意味着我承认自己有病，用药让我担心脑子会受损坏，用药让我害怕自己将来离不开药物，用药让我认为医生很没有水平……我想很多的病友都会和我有同样的感受。记得第一个医生和我说用药的问题的时候，我还骂了他几句，说他只是会开药和检查，没有给我做心理治疗。医生可能解释了些什么我已经不太记得了。那时我很恨医生的。可是到现在走过了这一段治疗的路，我觉得自己当时对那名医生有些太不公平了，应该说那个医生没有错，错的是我把自己不想用药的情绪发泄到了那个医生的身上。而我也因此在以后的治疗经历中付出了巨大的时间和金钱的代价。因此我郑重地提醒各位病友，别那么恐惧药物，和药物做个朋友吧。

我们的强迫症有着与众不同的症状，表面看起来是心理的，可是有那么一部分确实是疾病的，大家都有那种感觉吧，症状一来就很难控制的感觉，就像医生和我说的：“那一刻谁都不能控制，别责备自己，就像发烧等其他疾病一样，人类有自己不能控制的地方。”药物能很快地控制那种感觉，控制后我们能很快地确定自己的治疗方向，否则会耗去大量的时间。人生最珍贵的是时间啊，我们能损失起金钱，但是损失不起时间啊！

药物肯定会有某种不良反应，但是可能也没有想象得那样恐怖。我还记得拿到药物说明书的时候我都快绝望了，药物反应这么大，这不是毒药吗？可是跟着医生一起用过来，也没有什么不好的。我生病了，就只能相信医生吧，这样的心态也帮到了我。

病友体验十二　不相信奇迹

治病的过程中，我不断地收集着各种治疗信息，有独家秘方、特色药物、专门的心理治疗，甚至中药和信奉宗教疗法，这足以见得我走过的治疗弯路有多少。经历了这么多，我劝病友慎重。中药当中没有针对强迫症的特效药，大多是辅助改善焦虑抑郁情绪的，如果您的程度很轻，您可以尝试，但是如果医生觉得您是中度或者以上的话，建议您还是慎重选择吧。另外要小心很多中药的门诊，有的是很不正规的，我吃过那些药丸，都不知道里面装的什么，也没有这边医生讲的药物准字之类的东西，那就最好不选择吧。我最后去的一家三甲医院的医生说，其实药物都要国家审批的，如果没有批准医院根本不能卖的，那些什么批文都没有还在卖的药就要小心上当了，最可怕的是在中药里面掺了西药的，那是最害人的。其实最管用的方法还是抗抑郁药物加上认知行为治疗，疗效最好。

所以建议大家就诊中不要相信奇迹，要找正规医院的医生，进行正规的药物和心理治疗，不要相信那些所谓的“奇迹”，耽误自己的治疗。

治疗中奉劝病友注意：①不要放弃，学习了解疾病的知识。②要有背水一战的决心，千万不要替自己的症状找借口逃避。③要行动，光想没有用，努力多做事情。④不要放弃工作和学习，让自己有成就感。⑤将成功的经验记录下来，不断地勉励自己。

病友体验十三　坚持才有胜利

没有人不希望把强迫症状早日去除，没有人希望一直带着强迫症状生活下去，可是从我走过的路来看，强迫症状的改善的确非一日之功。这就好像冰川的融雪，最开始是一点点，可能都是看不见的一点点，之后逐渐地加大，突然在之后的某一刻冰雪消融。这也像小的水滴逐渐汇聚成小溪，小溪又逐渐汇聚成大河。我们必须要等待这个过程，因为冰川不会一下子融化，水滴不会一下形成大河。这个过程本身除了治病，也是个人成长的机会。在和强迫作斗争的日子里，还会碰到各种重点、疑点、难点的问题。这很正常，坚持正确的方向，平静地处理就好，坚持下去就会有胜利。这中间最可能遇到的就是强迫症状会有时不时地反复的情况，我知道那一刻会让自己很失望，会打击自己成功的信心，甚至会放弃自己一直坚持的治疗方法，但是只要不放弃，就有胜利的机会。

病友体验十四　学习隔离开感觉和思维

“当某一想法、观念、事物或情境与自身的焦虑、痛苦或恐惧同时出现时，这些想法、观念、事物或情境就与自身的焦虑、痛苦或恐惧联系在一起了。通过条件反射，这些想法、观念、事物或情境就具备了使人焦虑、痛苦或恐惧的能力。当这些想法、观念、事物或情境具有闯入性，就是不可预知、无法控制地闯入我们的大脑时，就形成了强迫思维。为了缓解这种焦虑、痛苦或恐惧，回避和逃避行为就产生了，而且如果回避和逃避行为成功地缓解了这种焦虑、痛苦和恐惧，这些行为就会得到强化，一直保持下来，形成强迫行为。”这是书上提到的强迫思维的形成过程，也是强迫行为出现的源头。其实我现在能理解到，所有的强迫症的最根本的东西就是那些会引起焦虑、痛苦、恐惧的想法、观念和事物。森田疗法所讲的“顺其自然”也是接受这些想法、观念和事物的存在，而我建议大家学习隔离的也是这些感觉和思维。我的医生给我打比喻，好像你在心里的角落放个柜子，把这些感觉和思维放到柜子里储存起来，到你自己能收拾的时候再去触动它，而不是慌忙地触动它。这样就隔离开了这些扰人的思维和感受，能够先专注自己能做的事情。这些隔离打的是一种比喻，更多的时候我觉得是一个态度。

（闫　俊）

第九章 强迫症病友的感悟

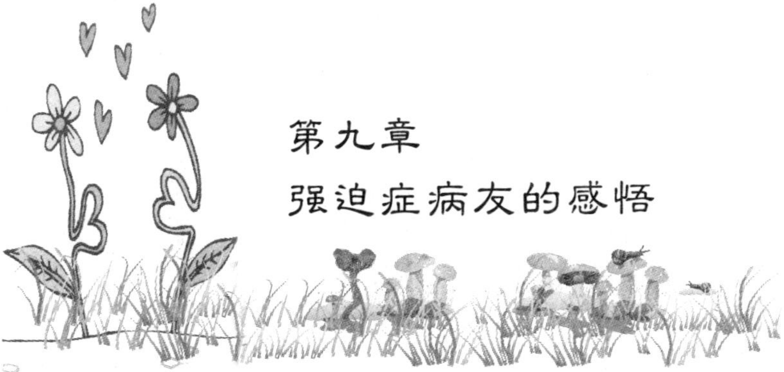

通过前面的章节介绍，相信大家对强迫症的各方面知识都有了初步的认识，而作为一种精神心理疾病，在强迫症的治疗过程中不仅需要接受规范的心理治疗，同时要加强与其他病友之间的相互交流、学习。通过组织开展“病友会”、“生活发现会”等集体形式的交流学习会，让每位病友分享自己在治疗过程中的体会、感悟、经验、疑惑等，我们发现多数病友都能从中更清楚地认识到自己的进步与不足、学习借鉴他人的经验教训等，对改善自己对疾病和生活的观念、疾病的治疗方法等都起到了积极作用。在临床工作中，每位病友在治疗过程中以及治愈后都有很深刻、真切的感悟。在这一章节里，我们就重点通过分享一些具有代表性的强迫症病友的感悟，来从病友内心体验的角度更深刻、更直观地了解强迫症。

案例一　强迫症源于恐惧，要学会接纳和观照

我的症状：我是一名在校大学生，我患强迫症有三年多了。大概三年前，我的头脑里出现了许多不可抑制的强迫思维。它们好像是从心底里产生的感觉，有些非常离奇。我理智上知道思考这些问题没有丝毫意义，可就是控制不住地去思考。它们严重影响了我的日常生活和学习。比如担心客厅里的灯会不会掉下来；坐在房间里担心别人会从窗户外观察自己；即使录音机声音很小，

也会担心吵到别人；坐在教室里担心会挡住别人看黑板；担心老师认为自己坐得不够端正；担心自己的表情看上去是否聚精会神；做了一道题，老是怀疑哪里不对，一遍又一遍地去检查。知道没有必要，可就是控制不住。这些思维非常琐碎，范围很广，而且各种思维强烈程度不一，有的极难忍受，严重影响思维；有的程度较轻，持续时间长短不一。一段时间是这种思维，过一段时间另一种思维又取而代之，这样循环往复，苦不堪言。我知道我不是疯子，可是强迫症让我自已都觉得自己有点不可理喻，不太正常。当时心情非常差，已经打算要休学了。所幸后来接受了正规的药物和心理治疗后，我逐渐从痛苦中走了出来，通过多次与医生及病友们的交流沟通，我对强迫症以及如何对待自身症状等方面有了较为深刻的认识与感悟。

我的感悟：拿我强迫症中的反复检查来说吧。起初我在理智上知道这样做毫无意义，可为什么就停止不了呢？如果我努力克制自己，停止去做，我会感受到强烈的恐惧、焦虑与不安。它们会像涨潮的水一样迅速袭来，传遍全身，把我淹没，把我浸透。让我感受到强烈的压抑、紧张与恐慌，这种滋味是极难忍受的。在巨大的恐惧、焦虑与不安的支配下，我不得不一遍又一遍地去检查、去演算，徒劳地想去发现那本来已经完全正确中的错误。后来经过治疗后我才深刻明白真正迫使我去想那些奇怪的事情、去做那些完全没有必要的事情的是我内心的恐惧、焦虑和不安，是强烈的负面的心理感受和情绪。正是它们让我难以忍受，正是它们“强迫”着我！我想所有的强迫症病友都会有这样的心理体验：今天你非常担心 A 这个想法和念头，它让你厌恶恐惧，你克制着不去想它，可它就是来缠着你。于是，你和它抗争，苦不堪言。然后到了明天，又出现了 B 这个想法和念头，它同样是罪恶的、丑陋的、阴暗的。你克制着不去想它，可它就是来缠着你，让你担忧，让你恐惧，让你心神不宁、坐立不安。然后你又去全力地对付 B。假如在这个时候，你再一次想到 A，你会怎样——你会对它全然没有感觉！再次面对 A，你会很平静、很坦然，你会像看着天空中的云彩一样，悠哉游哉，漠不关心。那个曾经让你牵肠挂肚、备受煎熬的A到现在看起来是如此平常、普通、平淡无味。至于它当时为什么让你痛苦难耐、惊慌失措，你不会去细想。你的当务之急是全力对付B，B才是你现在最大的敌人。于是你又去责怪B、压抑B、克制B，告诉自己不应该这样，自己怎么会有这样的想法，控制自己不去想B。可是你做不到，发现B同样是个赖皮脸，怎么也赶不走，而且像A一样，你越斗它，它越凶。于是，你又陷入了深深的苦恼当中。然后到了明天，又出现了C。C这个念头和想法同样沾满了污秽、血腥与暴力。同样的，你心中的战火再次被挑起，B又立刻被你抛弃掉。同样的循环继续着。

这是一个陷阱，这是一个圈套，这是一个永无止境的恶性循环。这是强迫症耍的花招，想法和念头不重要，想法和念头从来不是关键，关键是念头下面涌动着的焦虑、恐惧和不安。它们才是问题的关键、核心与症结所在。正是它们强迫着你、左右着你、控制着你。如果把强迫症比作是一台投影仪的话，那么它的能量、它的动力就是不断燃烧着的恐惧、焦虑与不安。而它透射出的幻影就是那一千零一个想法与念头。但现在的问题是，你认为是这些影像影响着你，而没有注意到在它背后制造这一切的源头。你只是在徒劳地与不断变化着的影像打斗，而不是试着去切断投影仪的电源，关上它的开关。

我的方法：现在立刻停止去做那些毫无意义的努力、抗争与打斗。开始学会接纳与观照。

首先说接纳。接纳指的就是完完全全认可症状，承认症状的存在，并且完全认可它存在的合理性。敞开你的胸怀，让那些非理性的念头、思维进入你的心中。不是怀着厌恶、对抗、憎恨的态度来对待它们，而是以一种游戏、欢迎、拥抱的态度来对待它们。比如说，头脑中反复出现“灯管会不会掉下来”的念头。现在完全接纳它，就让它在自己的头脑当中，欢迎这个念头的到来，完完全全认可它，而不是像以前那样当非理性的念头和想法一出现，我们就怀着深深的恐惧来对抗它们。因为事实是，面对强迫症，任何意志力都是毫无作用的。症状会永远高于意志力，意志力进行一千次反击，而症状永远会一千零一次地站起来。而且每次都会高于意志力，淹没意志力。真可谓“道高一尺，魔高一丈”。强迫症，它的强迫性就体现在这里。如果把强迫症病友比作是一个落入了一张巨网中的人。那么他越是挣扎，越是撕扯，他就会被绑得越紧、越牢，直到最后被死死地困住，一动也不能动。面对强迫症，你首先要做的就是接纳，而不是用意志力、用蛮力去做盲目而徒劳的挣扎。通过接纳，你不再是被动地承受症状、忍受症状，而是主动去吸纳症状。接纳像是一个缓冲器，让症状与你的心可以进行一次柔和的软对接。透过接纳，不再是症状站得比你高，而是你比症状站得高。了解这一点非常重要！

其次就是要学会观照的艺术。你在讲述自己的苦恼，你意识得到这些非理性、很疯狂的东西。这说明，在你的内心深处，还有一个完全健康的你存在。一个不被打扰、不被影响、完全不被污染的“你”存在。否则，是谁意识到这一切正在发生呢？焦虑不可能认识焦虑，非理性不可能认识非理性，恐惧不可能认识恐惧，它必须借着相反的、不同的东西才能了解自己、认识自己。

一个醉汉，他在醉酒中做出各种各样的看上去完全神经质的行为，他反复重复着一句话，他做出各种奇怪的行为。但第二天酒醒了，他完全不知道自己曾做过些什么，在那种完全的沉醉和无意识中，他就是那些行为，那些行为就是他。所以他对它们没有任何的觉知和意识。你并不是那个醉汉，你知道自己患了强迫症，你在这儿，神经症在那儿，如果像一个醉汉一样你和你的神经症是一体的，你就不会有痛苦，也不会有来咨询、治疗它的想法。如果你是纯粹痛苦的、非理性的、疯狂的，如果你完完全全就是它们本身，那么是谁在说它们不好呢，是谁在遭受它们的折磨呢，是谁在与它们打斗抗争呢？这一切都说明在你的内心深处还有一个完全健康的“你”存在，一个不被打扰、不被污染的“你”存在，一个非常洁净的点，一个中心。正是这个中心在映衬着周围的黑暗，在观察着周围的黑暗。

所以牢牢地立足于这个中心，知道你在这里，而神经症在那里。知道你在这里，而那些疯狂的念头和恐惧在那里。看着它们，与它们保持一段距离，试着以一种漠不关心的心情去看着它们，好像它们与自己一点关系也没有。在这样的态度下，我们不再像原来那样打斗抗争、压抑克制，而是完全放开它们，它们想跑多快就跑多快，想怎么疯就怎么疯，想怎么玩就怎么玩。我们完全接纳它们，承认它们，并且与它们保持一段距离，去看、去观察、去体会、去感受。总之，不要参与，不要认同。比如，“坐在教室里担心会挡住别人看黑板”这个念头就让它待在脑子里，不要对它作出反应，不要回应它、抗拒它、厌恶它。而是要完完全全地接纳它，在接纳的同时去感受内心深处翻滚着的恐惧、焦虑与不安。感受它们，看着它们在那里玩。不要说这样很难受、这样很糟糕。相反，要感谢它，试着以一种游戏的态度来面对它。仔细地去感受内心深处的焦虑与恐惧，抚摸它们、拥抱它们、品味它们。只有这样做，你才能消化它们、溶解它们。要不然，你只会成为它们的奴隶与俘虏。

这样做可以使我们由过去无意识的、被动的强迫症者变为有意识的、主动的强迫症者。在开始的时候，可能会有些困难和不得要领。但是时间一长，经过多次操作练习以后，第一次，你与症状之间会出现一个空隙、一个断层。你会第一次明白自己不是这些念头和情绪的真正含义。第一次，你会感觉到虽然症状在那里，而自己却不被它们打扰的心境。有了这第一次以后，你就会明白强迫症其实并不可怕，并不难缠。问题就出在我们用错误的方法来对待它。正是我们打斗抗争的态度造成了我们如今的困境与苦难。打斗与抗争只是在与银幕上的影像纠缠不休，意念将依旧在那里，恐惧将依旧在那里。没有什么会减少一丝一毫，而我们却会因此变得疲惫、绝望。

觉知与观照就是让我们认清强迫症的真实面目。它们会像一道阳光照射在强迫症这块坚冰之上。慢慢地，强迫症会自己一点一点地融化掉、溶解掉。最后冰化为水，水变为蒸汽，最终消失得无影无踪。这是必然的，这是肯定会发生的，因为这是一个客观的心理事实。不过你需要实践，在实践当中掌握其中的要领与奥秘。掌握觉知与观照的技巧，就好比在你的心中点燃一盏永远不灭的智慧明灯。有光在，黑暗就永远不会存在。

最后，作为一名强迫症病友，我要说的是：其实强迫症根本就是不难治愈的，只不过我们采用了错误的方法而已，希望我的经验能给大家以帮助。

在这里，很多强迫症病友通过治疗，正确认识自我与强迫症后都表达出了这样共同的心声：其实，在生活中，我们会遇到各种各样的矛盾，这些矛盾常常使我们感到不安、胆怯，甚至恐惧。为什么呢？正是因为我们心中不接纳这种矛盾，认为这种矛盾对我们构成很大威胁，我们平静的生活会被打破，会让我们感到没有安全感。为什么我们会感到没有安全感呢？众所周知，在我们的生活中，出现各种各样令我们感到矛盾的事情，其实再正常不过了，我们逃避不了的，必须面对这些矛盾、正视这些矛盾。那么怎样才算是面对矛盾、正视矛盾呢？其实要面对、正视矛盾并不难，并不是让我们去想尽一切办法把我们遇到的矛盾给解决掉，以求达到消除焦虑的目的。而是，让我们去直接面对矛盾带给我们的内心焦虑与恐惧，去接纳这些矛盾，无条件地允许这些矛盾出现在我们的生活中，这样一来，内心冲突自然就没有了。那么剩下的，才是谈如何寻找正确途径解决矛盾。我想，如果你压根儿就不会在矛盾出现的时候感到恐惧，那么我想你也就不会害怕矛盾了，所以，我想我们害怕的并不是矛盾本身，而是害怕矛盾带来的恐惧感、带来的威胁。这也从侧面反映了我们的内心还是在恐惧着强迫症，还是在排斥着强迫症，而我们真正要想好起来，就必须接纳症状，必须无条件地接纳由于强迫症而带来的各种不安与恐惧以及不良的情绪体验。只有做到了内心对这些东西的无所畏惧，才能真正地消除内心的冲突，才能真正地接纳症状，从而便可以从容生活，以最平和的心态去面对千变万化的生活。所以，现在我们回过头来看看，你还会觉得矛盾是那么可怕吗？其实，你怕的不是矛盾，而是不良的情绪体验！

对于“接纳”的内涵理解，已经走出强迫症困扰的病友以他的感悟给予了我们一定的启示：接纳是一辈子的接纳。很多有所好转的强迫症病友们，好到一定的程度，却无法进步了，症状时时袭来，而且还比较强烈，自己困惑不已——我应该好了呀，为什么还有这么强烈的症状？我想，这源于没有真正接纳，没有坚持长久地接纳。患友们前期的接纳使得症状减轻很多，尝到了好处，甚至觉得可以痊愈了，这时候却忽略了接纳。当症状偶尔来袭的时候，就怀疑自己、贬抑自己，导致症状加重、重蹈覆辙。真的，接纳是一辈子的接纳，接纳是一种人生智慧，需要我们毕生坚持。我们就是这个样子，不能变成别人，为什么不接纳这样的自己呢？难道症状有所好转，我们就不需要接纳自己了吗？希望病友们别走进把接纳当做解决强迫症的短期手段的误区，那样是不能真正痊愈的。

案例二 完美主义和不确定感

我的症状：十五岁强迫症开始，十八岁强迫症暴发，二十岁了解强迫症、治疗与接受强迫症。几多辛酸、几多感慨，无须多言，大家也已深有体会。我的症状主要是口水强迫，高三时由于心理压力太大，思想老是集中在口水上，每次咽下去没过多久口水又会生成，当时也不知道怎样才好，硬撑了下来，导致病情越来越重，要想摆脱真的很难，工作、生活、人际交往等各个方面受到了很大的影响，内心严重自卑，美好的生活因为强迫症而荡然无存。后来通过正规的治疗与不断的交流反省，我逐渐取得了这场艰苦战斗的胜利，在此，我认真剖析了自己的缺陷（在一定程度上也代表了强迫症病友的共性），并表达出自己的感悟。

我的感悟：回顾我的治疗经历和患病体验，我深深地感觉到我的生病实际上是个很必然的产物，并不是偶然我生病了。因为生活中各个方面以及我的性格在之前就有着缺陷的地方，如果我能早点认识到我的缺陷并及时改变的话，那么也可能我就不会生病。所以我把我认为的缺陷写下来，希望能给其他病友借鉴。

1. 完美主义：我对任何事情都力求做到尽善尽美，稍有瑕疵，就有强烈的不完善感，心情非常难受。对自己的房间必须整理得干干净净，各种东西必须摆设得整整齐齐，一旦脱离原位，心里就烦躁不安，所以经常要花很长时间打扫房间、摆放东西，直到自己满意为止。对自己感兴趣的爱好也极力追求完美。我是一个火箭队（美国NBA职业篮球赛球队）球迷，痴迷于看火箭队的比赛，每一场比赛都不愿错过，电视不转播的就看网上直播，每看一场球都要求是从头看到尾的，少看一分钟就会觉得缺少完善感，为此可以不吃饭、不上班，而且还希望火箭队的每一场球都要赢，明知道不可能却不能自拔，依然执著追求心中所谓的那份完美。

2. 不确定感：总是对自己做过的事情表示怀疑，害怕“万一”的出现，怀疑自己的判断，需反复确认才能缓解焦虑。出门时对自己是否锁好门表示怀疑，害怕万一没锁好小偷会乘虚而入；反复检查煤气是否关紧，害怕万一泄漏而后果不堪设想；检查水龙头、电灯是否关好，害怕万一没关给家里带来损失；寄信时又害怕邮票没粘牢或者地址写错了以致没有顺利地寄出去；送红包时害怕数钱时弄错了而伤害了双方的感情，数了又数，不相信自己是对的，甚至把包好的红包拆了以后重新清点，真是不胜其烦，搞得自己精疲力竭。

3. 自责感：总觉得自己没有做好，总是责备自己所认为犯过的错，有些所谓的错误其实是根本不存在的。对自己以前做过的事，比如与别人之间的交际过程以及谈话内容反复回忆，非得找出自己的错误，认为这句话说得不对，这个动作不应该这么做，接下去开始责备自己的“过失”，口中念念有词：“我怎么会这样，我怎么能这样，我应该做得再好一点。”总是认为自己是一个不会也不能犯错误的人。也许别人根本就不会在意我说过的话，而我自己非得没事找事，跟自己过不去。

4. 模式化：生活方式固定、死板、一成不变，缺乏兴趣爱好。

起床、吃饭、上班、吃饭、午睡，再上班、吃饭，晚上看看书或者看看电视，再睡觉。每天的生活状态永远是一样的，自己不愿打破，也不想打破这种模式。除了看书或者看球赛没有其他的业余爱好，不玩游戏、不抽烟、不喝酒、不炒股、不打牌、不打麻将、不看电影、不看电视连续剧，如此枯燥的生活模式从不感到厌倦，还乐此不疲。

5. 自卑感：总觉得自己不如别人，缺少自信心，但从内心深处又不愿接受这个事实，由此产生激烈的内心冲突。另一方面因为自卑感，自己也变得越来越胆小，害怕与别人交流，没有自己的主见，害怕自己说错话、做错事，害怕自己的言行举止伤害了对方，做事总是小心翼翼，感觉活得很累，又无法解脱。

我的方法：

1. 坚决摒弃完美主义：完美主义让我们患上强迫症，生不如死。诚然事事完美是非常美好、非常舒服的，但这只是表象，一件事情我们追求完美了，得到了暂时的安全感与满足感，但是我们离强迫症也就越来越近、越来越严重了，相比一生痛苦地生活在强迫症的阴影之下，一时的愉悦又有多大的意义呢，还是放弃吧。反过来说不追求完美的结果是什么呢，我可以告诉你，无伤大雅，生活依旧。因为我们所追求完美的内容只是一些生活的细节而已，并不是生活的本质。

2. 尝试抱着无所谓的态度：生活中确实有很多“万一”，但强迫症病友所害怕的“万一”其实从概率的角度来说只有万万分之一而已。因为我们所怀疑的门没有锁好、煤气没有关好这些事情并不是我们真的没有做好，只是我们的强迫症在作怪。可以确定地说，你的行为没有问题，是你的思维出现了问题。退一步讲，发生就发生吧，也没什么大不了的。门没锁就没锁吧，小偷不一定马上就进来偷东西，他们还害怕你的家里有人呢；水龙头没关就没关吧，不就是浪费点钱吗？看看我们因为强迫症花了家里多少钱，不要贪图逃避一时的心情之安，而放弃一生的心理安定，你的家人、你的朋友、所有爱你的人也不需要你的这种所谓的责任感。

3. 努力充实自己的生活：强迫症因为想得太多、做得太少，整天胡思乱想，也可以说是一种“闲病”。为什么我们在忙碌的时候强迫症状就会减轻甚至消失，就是这个道理。我们首先要充实自己的生活，不让自己闲下来，不给强迫症乘虚而入的时间与空间，多一份生活就少一份强迫，反之亦然。不管怎样，我们都要去努力，哪怕是让强迫症状晚一分钟出现，积少成多，强迫症就会慢慢地消失在我们的记忆里。

4. 接纳自己的缺点：既然已经强迫了，那我们更应该善待自己，理性地看待、接纳自己的不足与缺点，而不是变本加厉地求全责备。我们总是很讨厌自己，认为自己什么都不如别人，什么都做不好，从而全盘否定自己，这对我们强迫症的治愈是非常不利的，即便健康的人也会有很多的缺点，但他们该怎么生活还是怎么生活，不会鸡蛋里挑骨头，跟自己过不去，我们又何必如此呢。放自己一条生路，不要折磨自己，也许生活会加倍偿还你遗失的过去。

5. 转变错误的观念：以前我总是认为如果自己的强迫症不治好的话我就不会去跟别人建立正常的人际交往，不会去做自己喜欢的事情，因为我觉得有强迫症的存在与约束，做什么事情都没有意思了。但经过长时间的实践，我发现自己错了，正因为这样，整天不想做事，不付之于实践，而沉溺于空想之中，妄想着有一天上天开恩、奇迹出现会痊愈，才导致症状加重。任何事情都要靠自己的努力，而不是徒劳地等待，正如我前面所说的“多一份生活，少一份强迫”，只有去做了，才会有治愈的可能，光靠脑子空想是治不好的。

案例三　强迫症的痊愈

我的症状：本人从高一开始便患上了强迫症。当时对这个概念不是很明确，整天就是担心这担心那，然后失眠，没有食欲，而且越来越严重，为此还休学了一年。结果在家里百无聊赖，病情反倒加重了。很庆幸，我能够鼓起勇气（其实这是不需要勇气的）重新返回学校。经过了三年的时间，虽然强迫症状依然存在——整天关注自己的呼吸，晚上睡眠困难，患得患失。但我始终没有放弃学业和正常的生活，在每天有规律的生活中，原来的焦虑和恐惧竟消失了许多。到高三复习的时候，由于学习压力过大，我的注意力完全集中在了成绩上，不再为症状的起伏而担忧。这也正印证了森田疗法的一句话，考试既能致病又能治病。我曾一度认为我的强迫症已经痊愈，尽管症状依旧，但我已不再将其视为心病。可是，我哪里知道，强迫症的可怕之处在于它无休止的反复。果然高考结束后，没有任何压力的我，内心的强迫思维又死灰复燃了。我又开始失眠，并且总感觉呼吸困难，不知道该怎么呼吸舒服。更可怕的是新的症状随着这次复发接踵而至：眨眼、吞咽，甚至眼睛该注视哪里都成为我强迫的内容。我彻底绝望了，我认为我这辈子都将生活在这个黑洞里，爬不出来了。还好，在医生正规的辅导和治疗下，我走出来了。

我的感悟：我想要告诉广大的病友们，绝望往往是转机的开始，你放弃了，不再做任何无谓的挣扎，也正是顿悟的开始。我放开手脚任症状折磨，但生活还要继续。我参加了大学的军训，本以为会在肉体和心理的折磨下不堪重负的我，却在劳累的生活中体会到了一种放松。晚上失眠，本以为白天会晕倒，可别的同学真有中暑晕倒的，而我却精神得很。本以为满脑子强迫思维的我会跟不上指令，可我最后的军训成绩好得很。大学生活的这几年，强迫思维从来没有在我脑中消失过，它们每天折磨我，让我身心疲惫。可是我不再为改善它们做任何努力。我喜欢上了篮球、健身、唱歌。其实我在打篮球的时候、唱歌的时候，那些强迫思维仍旧不走（如此顽固）。可是我的心情渐渐不受其影响了，对生活的渴望也逐渐增加了。

病友们，强迫症之所以难以根治，问题可能就在这个“根治”上。什么是强迫症的痊愈，是症状全部消失了吗？森田先生有说过他的症状全都没有了吗？弗洛伊德先生有说过自己的强迫观念消失了吗？强迫思维不是病症。试问哪个正常人没有强迫思维？在考完试后，我经常算计自己的得分，本来一定对的题我却总是怀疑，反复地计算，放心不下来。但强迫症的经历告诉我，这只是种强迫思维罢了，于是我就不算了，继续干别的。虽然心里还是为其纠结，但考试的期间过去了，心情也就自然平静下来了。至于那些老症状，我现在依旧会再想，依旧担心强迫症再次复发。但每次这种想法持续一段时间，现实的刺激就把我拉了回来，我要去跟朋友聊天、看书、看电视、上课，等回过头来再想时情绪已完全不一样了。我有过跟大家一样的经历，十分理解大家的痛苦。强迫症是恶魔，我们是不幸的，摊上这么个主。但我要告诉大家，症状是不可战胜的。因为它从我们一出生就伴随着我们，只是现在我们格外惧怕它罢了。带着症状去生活，去做正常人该做的事。本着一颗平常的心，心情如何无所谓，关键我们是否每天都做了该做的事，我们是否很充实。有的病友使出全身解数去“忍住”，不想强迫思维，费了好大的力气，结果不仅没忍住，还自责后悔。其实想就想，焦虑就焦虑，反正我们患病已不是一天两天，类似的折磨已是家常便饭，不妨接受残酷的现实。我就这样了，然后去生活，去生存，为了生活奔波，为了我们的亲人、为了我们爱的人去生活。

我的方法：对于强迫症病友来说，怎样能达到痊愈，如何走出强迫，同时走向自我的完善是个重要关注点。森田疗法提到，我们之所以会得强迫症，是因为我们生的欲望太重，向上的愿望太强烈，超出了我们目前的能力。由此可见，强迫症患友都是渴望自我完善的。但是，我们走向完善的方式和思想有问题。我们眼睛只盯着理想自我中完美的自己，完全不顾真实自我的感受，一旦有言行表现不符合理想自我的要求，就自责，就打击、拒绝真实的自我，结果不但无法走向自我完善，反而导致真实自我和理想自我在内心发生大战，最终发展成强迫症。那我们应当如何走向自我的完善呢？自我的完善，就是真实自我的完善，是真实自我向理想自我的接近。真实自我是强迫症患友们多年来一直虐待的孩子，我们要让他（真实自我）成长，需要采取成功家长的做法。首先无条件地爱他、接纳他、尊重他，爱他所有的优点和缺点。然后在行动中，我们努力为所当为，让它体验、感悟、学习、成长，向理想自我靠拢，当真实自我真正成长起来，就是我们实现自我完善的时候。当然这是相对的完善，不是追求绝对的完美。

这里注意两点：第一，在思想上完全接纳真实的自己（真实自我）；第二，在行动上为所当为，不纵容真实自我的缺点来控制我们的行动——偶尔让真实自我发发脾气、偷偷懒是可以的，但是如果我们长期纵容真实自我的缺点控制我们的行动，我们的理想自我迟早是要发脾气的，我们还是会走向内心冲突，走向强迫，我们渴望积极向上的性格特征不容许我们这样，如果我们不是渴望完善，也不会得强迫症了，不是吗？患友们，拿出我们过去用于压抑真实自我的强大意志来，我们是可以为所当为的！

此外，不是懂得很多理论就能走出强迫了。很多病友有时候会产生这种误解，认为我懂得这么多了，我对强迫症了解得这么深了，我应该就能走出来了，症状就应该离我远去了。然而现实是症状仍时时袭来，让患友们感到痛苦，甚至怀疑症状是否能好，有没有人能好。实际上，理论是用来指导我们去实践的，懂得很多，是让我们在行动时不再疑惑，而不是能直接就让我们痊愈了（当然，如果是非常轻微的症状，懂得这些理论，是可以直接痊愈的，因为他马上知道自己过去错在哪里，为什么会导致出现症状，以后再也不这样做了，于是轻微的症状就不会复现了）。我们常见的病友通常都有几年甚至十几年的强迫经历，怎么可能懂得了一些理论立马就能痊愈呢？真的，别太苛求自己、苛求现实了，长期的实践是必需的，症状的反复是必然的。那么，什么时候能痊愈呢？我觉得，在你能接受症状，症状不再强烈，即使症状出现，也不会影响你工作、学习、生活的时候，你就可以说是痊愈了——当然，不让症状左右你的工作、学习、生活，需要你对症状的接纳，需要你的坚持实践。

走出强迫症后，是一种什么都不怕的感觉；是一种可以完全亮出自己、展示自己的感觉；是一种敢于告诉别人自己所有的感受，包括自己的快乐、愤怒、悲伤、害怕，而根本不担心别人是否会因此对自己有负面看法的感觉；是一种从内心充盈升起的自信的感觉；是一种在没有别人的称赞肯定时仍然自我感觉良好的感觉；是一种可以全情投入、高度集中注意力进行学习、工作、生活的感觉！

案例四　“为所当为”行吗?

我的症状：十多年来我一直在和强迫症状共处，一起经历着风风雨雨的日子。很多时候觉得自己已经全好了，应该在下一个苦难面前没有问题，可是我还会碰到过不去的困难，甚至那时候会怀疑自己再也不行了，学习的那些东西表面看着有用，其实到强迫来的时候一点用都没有。我甚至对医生都产生过怀疑，觉得他们在善意地欺骗我。但是，多年来参加各种各样的治疗，我的理解还是在不断地加深的。

我的感悟：强迫症很复杂，别太简单化它的治疗。任何时候我们都要记得强迫症的治疗分为药物治疗和心理治疗两方面。在症状不好的时候要听从医生的建议，该用药就用药，不要因为顾虑而停滞不前。在心理治疗中，森田疗法是被提得最多也最受重视的治疗方法。我们也知道“顺其自然、为所当为”是森田疗法的精髓所在，然而在实践中，却最会出现问题。

很多朋友在实践森田疗法的过程中，老是不停地在问自己是不是在顺其自然，既然现在已经为所当为了，怎么症状还时时存在。特别是很大一部分病友认为只要症状来临时自己主动不去想、不去强迫就算自然了，时时想让自己的大脑自然。其实这种刻意地想自然，本身就不自然了。所以有的朋友对森田产生了怀疑。其实森田主张的“自然”是要我们在生活实践中悟出来的，而真正的自然是文字表达不出来和思考不出来的。所以与其说森田疗法还不如说是实践疗法。在这里我想说明一个观点：我们很多朋友其实都是很坚强地在生活，都是带着痛苦在为所当为，可以说我们没有真正想放弃过（逃避过），实践上我们也放弃不了（逃避不了）。可症状就是不愿离开，压得我们精疲力竭。其实这只能说明我们还是不能真正接受症状，还是在排斥症状。当然要想完全接受症状需要我们平时生活一点一点地领悟，这是一个长期的过程。只要我们朝着这个目标努力，就一定能成功。还有就是我们病友老是搞不明白，真正的自然是个什么概念，脑子一直稀里糊涂的，也不知道自己是在顺其自然还是在放任自然，以至于做事没有一点信心，十分痛苦地支持着。这里我想告诉大家如果我们走在黑暗的巷子里，心里就会感到很紧张、恐怖。这是我们人本身自然的本性，可以说是一种正常情绪，是不为我们意志所控制的。你越控制它就越害怕。但是不是就应该去思考它、强迫它呢？这样你又错了。我们的意识往往是可以控制的，在这个时候你的主观意识就是怕，所以你会越想越怕。有的朋友说可以想些勇敢的东西，胆子就大一点了。其实这和你的情绪是相反的，害怕就是害怕，你这样岂不是掩耳盗铃吗？所以我们只能接受这种害怕、恐怖的情绪，体会它而不去排斥它地走下去。走出来后，我们的心就自然放开了。但我们强迫症病友的路就像一条没有出口的巷子，很长很长，我们只有带着这种情绪去慢慢适应它。当我们在这种环境中慢慢适应后，出口就在眼前了。

最后，我们用经过长期治疗已经达到显著好转或痊愈的强迫症病友们总结出的以下几十条经验与感悟来结束本章节的内容。这是在北京大学精神卫生研究所的生活发现会上，很多病友总结的患病经验和自己的感悟，还有一部分是来自于其他途径的病友的感想。尽管只是部分病友的观点与心声，也不能说这些观点就完全正确或实用，但至少它们能让我们从病友的角度加深对强迫症的了解，在一定程度上帮助病友们找到走出困境的钥匙。

1. 概述强迫症

（1）强迫症的病友都是一些好人——但却是好过头的人：处处小心谨慎，总怕出错，总不放心，总怕不完美，总希望百分之百、十全十美。正是这些细微的“过头”，使强迫症病友堕入了痛苦的深渊。因此，强迫症的治疗需要不断矫正“过头”的性格，才能逐步摆脱困扰！性格之过，乃一切心理障碍的总根源！

（2）所谓“强迫症”是先天的过敏素质和后天的内外环境诱导综合因素的结果。先天的过敏素质主要是指神经类型和性格因素，后天的环境因素主要是指生活经历。

（3）在心理学界强迫症被称之为“精神界的癌症”，倒不是它治不好，而是在各种神经症中，它的症状表现是最荒诞的，它的解决方案是最复杂的，牵涉的方面太多。

（4）恐惧、紧张之所以被固定下来，恰恰是因为你一开始对这种原本合理的恐惧、紧张等的强行自我“否定”。

（5）症状的本质就是真实的你自己！

（6）用佛语来说，世上根本就没有强迫，全是你自寻烦恼而已。

（7）强迫本质为“空”，自寻烦恼，是想出来的“病”。

（8）强迫症者也不必悲观。绝大多数强迫症可以通过合理有效的调整彻底治愈，从理论上和实践上都可以得到证明。

（9）生活是最好的药，空虚、封闭永远没有希望。

（10）强迫症可以大体类比于一种精神功能的退化与衰弱，就好比退化萎缩的肌肉，没有实践的充分锻炼，肌肉只会越发萎缩。

（11）彻底治愈并不容易，短时间的痊愈假象会经常出现，因为没有真正找到感觉，没有真正体验到内心放松的感觉，所以尽快解决很有必要。

（12）国内可以真正帮助大家走出强迫症的权威专家并不多，所以选择起来一定要慎重。

（13）强迫症不是一朝一夕形成的，解决也不是一朝一夕的事情。正确的方法也需要时间，也需要自身长时间地、用心地努力实践。

（14）彻底治愈是没有时间点的，你方法走对了，不知不觉就好了，你都搞不清什么时候好的。

（15）彻底治愈与否不是量化的东西，这些念头正常人也会有，是合理的。

(16) 彻底治愈的标准不是说不产生某些想法，而是像正常人一样，产生了也不紧张，很轻松，只要很快能忘记就行了。

(17) 彻底治愈的标准就是在任何环境、压力下，从容面对，轻松自然，可以应对正常的工作、学习。

(18) 不要有强烈的追求彻底治愈的意向。

2. 分析强迫症

(1) 在日常生活中，强迫症病友多表现为“洁癖”（反复洗涤）、不放心（反复检查），以及无法自控地想一些自己也感觉没有意义的想法等。一方面，强迫症病友都很清楚，知道事情的结果并没有自己想象得那么可怕，没必要担心；但另一方面，就是不放心，就是怕“万一”，或者总感觉不够完美。因此，陷入类似于“清醒自己和病态自己的战斗”，越斗越痛苦，越斗越惨烈。

(2) 强迫症有两种痛苦：一个是强迫症本身的痛苦；另一个就是反强迫给我们带来的痛苦，也就是说我们想克服强迫症但是克服不了而带来的痛苦。

(3) 第二种痛苦很大程度上是我们自己贴上“强迫症”标签后的庸人自扰，回想贴签以前，我们意识到自己有什么需要克服的吗？

(4) 初期我们只有第一种痛苦，贴签后我们有了第二种痛苦，初步认识后，第二种痛苦先消失，彻底认知后，第一种痛苦消失，这样就彻底治愈了。

(5) 第一种痛苦有其一定的先天必然性，第二种痛苦则完全是由于我们自己的认知能力不够，自我援引造成的。

(6) 不同个案、不同阶段，两种痛苦的程度和重点是不一样的，相对来讲，第二种痛苦更难受，但第二种痛苦更容易消失。

(7) 消灭第二种痛苦，需要技巧和策略，不能硬上，不然就像作用力和反作用力一样，适得其反。

(8) 强迫症根本就是一个封闭的、完美的逻辑环，哪怕你穷尽整个人类天才的头脑，去继续分析一万年，也是无法穷尽的。

（9）无论你怎么样地完美分析，你其实仍在这个封闭的逻辑环中，你分析得越深入，你离目标越远！

（10）分析是没有前途的——透过症状看到本质，也不可能真正解决问题——因为，这一切所为仍是在强迫症里绕圈圈！

（11）只有你心里真正放弃，你才能真正明白什么叫真正的“接纳”！

（12）强迫症也并非实体，而只不过是生活的一段不顺利而已！

（13）越是放弃生活陷入整天冥思苦想的人，他的强迫症就越重！

（14）很严重、很执著的病友需要别人为他设计一些强刺激的体验才能有一次轻松的感觉，有一次这样的感觉对他们来说很重要。

（15）自我是不可以战胜的，只能是不战而胜的。

（16）你越认定自己强迫，你就越强迫。你会把本来不是强迫的思考和行为都发展成为强迫。

（17）自我要求的东西许多是根本办不到的。

（18）强迫症状从某种意义上讲，就是不好的思维习惯。

（19）今天无论出现什么，焦虑、强迫、沮丧，以及这些情绪带来的一切麻烦，如丢面子、学习工作能力降低、头痛等，心里告诉自己都要忍受、接受下来，做该做的事情，敞开你的心胸和周围的人学习，学习你没有的东西。周围的人都是你的老师，因为他们也有烦恼不安，本质和强迫是一样的。看看他们是如何对待的，看清楚他们不比你多什么，而是比你少些欲望，比你多些豁达、多些忍受、多些包容，甚至多些无奈的承受、妥协而已。

（20）每一个人都有思考盲点，最大的不幸是你根本不可能突破自己思考的盲点。很多障碍事实上都是被自我思考的盲点所设限的。

3. 解决强迫症

（1）必须是在一个有能力且负责任的心理咨询师的引领下，

进行疏导—实践—反馈—纠偏—认知—领悟整个过程，慢慢地走出来。有的病友可能需要较长的时间，自己的努力和坚持是最主要的因素。

（2）最好寻求国内知名专家进行咨询与诊疗，避免从一开始就出现误诊而偏离正确的轨道。

（3）我们一直把自己限制在传统的解决问题的思维中，其实如果跳出模式思维，在正确的方法引导下，义无反顾地走下去，没有走不出来的。

（4）对于情况较严重的病友，一定时期的药物治疗是必需的。它能在一定程度上减轻你的症状，缓解你焦虑不安的状态，从而更好地开展心理治疗，调整自我。

（5）神经症的症状非常复杂，而且各种神经症还可能有交叉，即便是同一种神经症，背景、起因、症状也不尽相同，所以说治疗的方法和手段也要量体裁衣、因人而异。

（6）神经症的症状随着思维的改变是会变化的，各种神经症之间是会相互影响的，有的神经症相当复杂，症状并不一定随时间的推移而变好，尽可能早地解决问题非常有必要。

（7）一个合适（压力不大不小）的工作、学习、生活环境对于一个人的恢复很重要。强迫症的病友一定要自己去寻找、创造这么一个氛围。

（8）取得亲人、病友的理解很重要，许多时候不理解比强迫更痛苦，应积极地寻求别人的帮助。

（9）要有信心，做得到的一定是敢想到的。

（10）最差的结果是什么，考虑一下自己原来也可以承受它。许多事情都是这样。

（11）要强的你自己就是真实的你自己，你什么都不需要做，只需接受真正的本色的你自己。

（12）我们把注意力执著于强迫症上，就是给它提供养料和能量，当我们注意力放在别的事情上的时候，我们会感觉不到自己的痛苦。

（13）当你到了能够真真正正地发自内心接纳症状的时候，恭喜你，你悟透了，重获新生了。

（14）真正意义上的佛学的“接纳”不是“无需”的，更不是“过多”的，而恰恰是要大家彻底地放弃对于一切症状的任何的执著。

（15）什么时候你悟到并全然地放下了，你就走出了这个“虚妄的执著”。

（16）强迫症是由于过去不接纳真实自我所致，因此接受真实自我，也就切断了强迫症发展的源头，是治“根”。

（17）生活就是最好的“药”！唯有生活，唯有实践，才能真正走出庐山。

（18）如果你坚信自己根本就没有强迫了，那基本上就好得差不多了。

（19）事实不是感觉有道理，事实就是事实。

（20）掩耳盗铃只能是一种特殊的逃避，它的本质仍是不愿意接受真实的你自己。

（21）先坦然地面对、承认并接受目前的糟糕的你自己的一切状况，在这个基础上再去逐步地通过现实生活的行动与实践从而慢慢地改变自己。

（22）特别是一些较重的病友更需采取一些特殊的治疗方式，治疗力度要足够。强度不够则杯水车薪。

（23）无论是心理治疗还是药物治疗，时间与量要足够。只有持续的量变才有可能会质变。

（24）治疗上最好体力劳动大于脑力劳动。

（25）必须在对症状不再拼命地抗拒及自然、无为、放弃的基础上做治疗。

（26）最好去做自己感兴趣、有欲望的事情，即如果能“为所愿为”可能效果更好些！

（27）在正确的治疗道路上，最初会很痛苦，但是这是必经的阶段，不能逃避，过去了，就好了。

（28）你知道你现在想或者怕是很正常的，现在试图控制不想不怕才是不正常的，这个问题想快反而慢，不着急好起来反而快好了。要做好长期的准备，你就会不知不觉地好起来，我们强迫症病友的许多要求都是不可能实现的，“水至清则无鱼”，接纳不完美是永远的真理。

（29）多与你的医生、病友们讨论、分享你的感受，倾听他们的见解、感悟，在实践中去体会。

（孟根花）

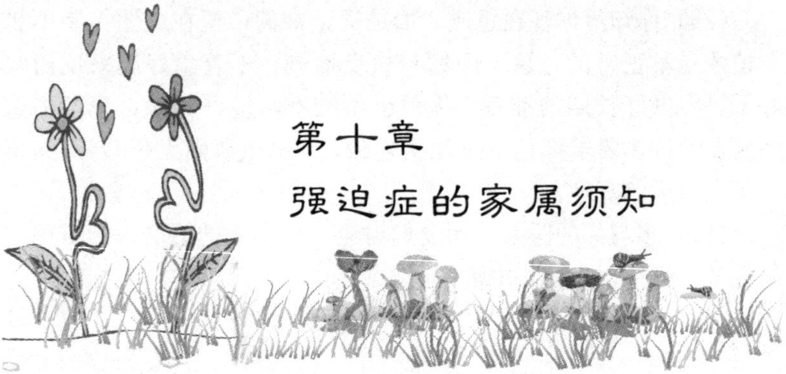

第十章 强迫症的家属须知

尝试和病友沟通，了解其心理感受

遇到家人可能有强迫症的时候，该怎么办?

强迫症的家属通常会遇到如下几个类型的问题：

一类是病友外表看起来没什么病，可是家属能在一些动作上发现他与别人不太一样，如动作总是慢，完不成作业和工作，做事拖沓，有一些特殊的小动作和姿势等。这时候的病友可能具有一些强迫的症状，但是还没有达到外表显现出来的程度，所以家属可能很难了解病友存在的情况。这个时候请不要着急下是不是病之类的定论，可以试着和病友多交流，了解病友自身对这些现象的解释。可以将这些解释咨询专业的医生，如果医生认为有强迫症的可能，建议最好带病友本人就诊确定诊断。在没有听到病友的解释的时候，建议最好不要妄自猜测，因为强迫症的诊断需要更多的是病友自己的个人体验。而且这些体验必须具备三个方面的特性：是否产生于自我，是否有重复的体验，是否有自控不能的冲突感。而这些单凭观察到的现象很难确定。

另一类是病友外表看起来没有什么病，可是病友就是说自己有问题，认为脑子里的想法或者某种感觉去不掉，可是病友的各方面工作、学习上没有任何问题。这类强迫症可能是病友单有一些强迫思维的体验，所以多数的时候在自己的思维中作祟，但是没有表现于外在，或者即使有表现也比较轻微且能做到部分地控制，外人很难观察到外显的症状。这时候可以尝试理解和记录病友自己所述的感受，不要忽视和不理解而一棒子打死，相反我们可以告知这些体验自己没有，劝说病友一起找专业医生就诊确定诊断。

再一类是病友有大量的奇怪行为显示于外在，如洗手、检查、重复等，但是病友自己却不承认有问题，认为这些都是必需的。这种情况可能和病友的自我意识和自我判断有关，有的病友可能很快陷入症状，没有机会自身抵抗症状。此时不要过于着急向病友说明是病，可以从和病友交流探讨其最近的一些改变入手，尝试争取就诊的准备。

无论是哪种情况，都争取和病友有个好的交流，了解其内心的想法；无论是不是症状，都最好请专业医生和病友本人有个面诊的机会；无论自己怎样想，先听听医生的专业判断；无论医生怎么说，把自己的担心和不理解的地方都告诉医生。

去正规的精神心理专科医院看专业的医生

病友可能有强迫，应该去哪里看？哪里是专门看强迫症的？

强迫症是精神心理类的疾病的一种，所以推荐就诊咨询的首先是正规的医院。医院中最首选的应该是精神心理专科的医生，他们有诊断精神心理疾病和处方精神心理药物的权力，诊断和治疗也最为全面。其次是综合医院的心理咨询门诊，国家已经在各个三级甲等医院设置心理门诊，很多医生有着相关方面的知识和技能，但是也可能相关的医生不是此方面的专家。第三可以去社会上的各种心理咨询机构，但是一般不建议首选，因为这些机构中的医生多数没有诊断精神心理疾病和处方精神心理药物的权力。一般建议在精神心理专科的医生确定诊断和治疗方向之后，可以和医生商议是否需要合并心理治疗和咨询，如果需要可以在相关机构接受心理调整治疗。最不建议的是仅凭某个网站、某个商业宣传，或者迷信不正规的某某中医门诊等，因为一般这类机构可能不具备相关的疾病知识和诊疗技术。

和医生一起商议决定治疗

有那么多的治疗强迫症的方法，我们该怎么选择?

药物治疗、心理治疗、药物和心理治疗的结合、行为治疗、暴露和反应抑制、集体治疗、催眠治疗、音乐治疗……相信诸多的治疗已经让病友眼花缭乱了。很多病友和家属关注的是自己能够选择自己喜欢或者能接受的治疗。与其说是自己选择自己喜欢的或者是能接受的治疗，倒不如先和医生一起商议可能适合的治疗是什么。

强迫症虽然是一个病名，可是里面的症状表现、疾病程度会千差万别，并且这个病发生在每个人的身上，都会有很多的不同特点如个体素质、年龄、教育和认知水平、经济状况、可获得性支持帮助等，这些所有的方面都会影响治疗方案的选择。人家治疗好的药物和方法未必就适合于你。所以不存在对某个单一的治疗过于简单的排序，也没有每人必做的治疗。治疗方法越多，越需要和医生仔细地评估方案，一起决定最好的治疗途径。

更多地了解强迫症

家属的工作很忙，病友自己看病就诊行吗?

想帮助身边的亲人摆脱强迫症，不仅仅是提供经济的帮助和伴随来诊。强迫症是一个如此恼人的疾病，有过患病经历的人都会体验到这样的痛苦。好的时候完全正常，不好的时候被强迫症状纠缠得欲罢不能、欲走还留。强迫症状是如此纠缠，所以单纯只靠和医生的短时间的面诊的支持是远远不够的，那么伴随来的家属可以协助医生在病友居家的日子中提供最大的支持。不能对治疗有信任和良好的依从；不能克服症状并按照医生的安排去做；症状来的时候怎么也过不去；绝望的时候放弃治疗；在外面很好，回家症状就原形毕露；好转后便忘记症状的痛苦擅自停药和治疗；折磨家人，甚至动用武力威逼家人代替做强迫动作等，以上这些都是需要家人和医生一起去联合应对的情况。所以别让病友独自应对强迫，让他们知道他们的身边有我们这些关心他的家属。更多地去了解相关的知识，鼓励、关心、理解他们，利用这些我们能帮助更好地治疗病友的疾病。

该用药时就用药

我们不想用药，只想做心理治疗可以吗？

强迫症还是划分在精神心理疾病之中的疾病，并不是单纯的心理疾病。并且目前的一些科学研究正逐步发现病友的大脑内可能存在各种化学物质或者脑结构的异常。但是科学的进展目前还不能让我们完全找到病因，可以完全地解决疾病。既然是疾病，所以某种程度上我们还是需要药物的帮助。“凡药七分毒”，谁都知道这个道理，可是在诸多疾病的面前，人是多么渺小和无能，我们很难完全靠自身去解决所有的疾病，所以别忌讳药物，我们在该用的时候必须要用。当然这个前提是需要在医生指导下进行。

一起积极生活本身也是治疗强迫症的良药

除了接受治疗，我们还能干什么？

强迫症虽然是恼人的疾病，但是它并不是可以摧毁一切的。至少很多病友在受着强迫症煎熬的同时，也可以进行工作、学习、生活。虽然生活中的苦恼都是强迫所致，但是为了生活我们也必须把和它的战斗进行下去。但是，千万别忘了，和强迫症斗争不是我们生活的唯一目的。我们之所以斗争，是为了生活可以更顺利、更好、更多彩，所以别忘了我们生活的本质和目的。虽然我们有强迫的困扰，但是我们依旧可以去寻找生活，重新去发现生活。癌症的病友都能在有限的生命中再去寻找生活，而我们的生命至少比他们要长，为什么要放弃。强迫症本身是一个很怪的心理怪圈，你越着急消除掉它，它越会缠绕着你，而你越是找到新的生活，强迫现象也就会离你越远。所以在治病的同时，我们不要忘记生活，要去积极地生活，发现生活，寻找生活，因为积极生活本身也是治疗强迫症的良药之一。所以作为家属，我们的重点就是和病友一起积极地发现新的生活。

督促病友坚持治疗和复诊

强迫症都已经好了，不用再看医生了吧？

强迫症是如此奇怪，坏的时候痛不欲生，好的时候好像一切都过去了。人的生理和心理现象就是这样的神奇，好像“好了伤疤忘了痛”本身就是人的自我保护的办法。真的全好了吗？应该说是强迫症状本身的急性期过去了，可是造成强迫症的基础都好了吗？你遇到的那些压力是否已经全解决？你个性中容易导致强迫症的弱点是否已经学会应对？你是否对未来可能再次出现的强迫症状有准备？偶尔的强迫症状再现，你是否又会惊慌失措……也许，你已经不再需要药物的治疗，那么心理的准备呢？

定期的督促病友治疗、复诊、积极地准备以后的生活，是家属对病友最好的关心方式。

案例一　家有爱洗手的孩子——父亲的困惑

病例：女孩，15 岁，初三学生，爱洗手和清洁。

推门进来的是位中年男子，表情很困惑，开口说道：“我都不知道这孩子是成心地折磨她妈妈还是怎么回事。”原来孩子和孩子妈妈都是极其爱好干净的人，孩子从小养成的习惯是对卫生的要求高，并且有个习惯是别人不能动她的东西，外人也能注意到孩子的整洁、干净，为此孩子上学也经常得到老师的表扬，并担任学校的队委等。但是近来几个月她突出地爱干净了，已经达到折磨人的程度。衣服只要在外面穿过一次回家就洗，家人或外人不能穿外衣坐沙发、床、椅子等，否则就洗床单、椅套；做饭时经常怀疑妈妈洗不干净菜或刷不干净碗，所以要盯在旁边看着；最近连她的房间门把手都不允许家人碰，一碰上就监督家人洗手和消毒把手。并且最不能让人忍受的是她也折磨自己，一次洗手要几十分钟，进了浴室要一个小时，怎么叫也不出来，有一次妈妈想上厕所，在外面等得都不行了，因为浴室和厕所在一起，孩子怎么也不让妈妈进去。后来爸爸实在看不下去，冲进去把孩子拖出来，打了一顿，孩子也哭着给妈妈道歉了。本指望以后不会这样了，可是几天后问题还是这样。家人和孩子也苦口婆心地谈过很多次，她平时说得挺好的，也知道自己不对，可是一到时候就全都变了。她也说过自己根本好像控制不住自己，事后也非常后悔。看她当时洗的样子家人都觉得她疯了一样，可是平时也挺明白的，学习也受到了不少的影响。一家人都很痛苦，每天这样的生活实在太痛苦了。这样的情况已经有三个月了，并且越来越重。

心声：孩子是病吗？我们应该怎样对待孩子？该怎样阻止孩子，可以打吗？

分析：从上面的描述可以判断孩子的强迫症状肯定，需要积极地干预：一是从表现程度上看孩子的清洗和各种要求远远比平时的生活习惯要多了很多，并且给个人生活带来了很大的负担，影响到了自己的学习生活，另外也给整个家庭生活带来了影响。二是孩子对自己的行为的控制能力已经基本丧失，连让母亲及时如厕都不能让步，说明自我的控制能力已经非常差了。三是情况已经有三个月，孩子的情况越来越重，说明靠自身的调节和家人的帮助调整已经没有效果。所以建议对孩子这种情况的强迫，必须要积极地进行医学的治疗干预才可以，而不是单纯靠家长自己解决就行。

这时候对孩子的帮助可以从两方面入手：一是在孩子平时症

状不多的时候要多和孩子交流，谈话的内容可以是孩子的心态、自我对状态的看法、困难的地方、是否需要帮助、家长能做什么、难受的时候做些什么好之类的内容，甚至可以从和孩子的病症根本没有关系的话题开始。这样做的目的就是让我们更全面地了解孩子遇到的困难和问题，也能了解问题的性质，帮助我们作判断，知道如何帮助孩子，以及孩子需要什么样的帮助。这样我们就能更好地帮助孩子。二是在孩子处于症状很多的时候，家长的帮助难以立即解决当时的问题，但是可以逐步地磨合进而改善症状。首先，家人不要特别心急，要知道这些状况的出现是因为孩子生病了，我们的孩子不得不屈从于症状的压力，所以这时反复的症状、怪异的要求只要不是伤及孩子和家人的身体、安全，以及违反社会的规范和法律，我们都可以作暂时的让步，不要强行地改变孩子，否则与孩子的冲突太大，容易发生激怒、暴躁和攻击的行为。毕竟打骂不是改变疾病的办法，我们不主张这样。其次，可以采用转移的方法，一般强迫症状可以因为环境、外界事物的变化而出现改变，所以积极地引导孩子转向其他注意的事物是十分必要的。再者，平时积极培养孩子的生活兴趣，增加其关注的事物，培养自身的修养，对引导整个疾病的改变都会十分有意义。

案例二　我和丈夫一起检查——妻子的“努力”

病例：男性，26岁，编辑工作。

妻子说，丈夫是做文字编辑工作的，最近开始出现强迫症状，包括反复检查文件页数、表格签字、抽屉是否上锁等情况。有时他自己意识到已经确认无误，但还是愿意重新检查以求心理安慰。最近几周开始认为自己做的事情可能出现各种差错，即便自己也知道出现差错的可能性不高于1%，但还是很不安心，认为需要检查。最近三周情况开始严重，他扔掉一张表格后，开始担心是否夹杂扔掉其他表格，于是检查垃圾桶，之后仍不放心，又检查了几遍。而且症状开始由工作扩散到生活中，现在他在家倒垃圾也感到有强迫检查的冲动。这些情况在以前从来没有出现过。

妻子感觉这些强迫症状都和丈夫的工作有关。今年他单位组织工作检查，因为担心出差错，他和妻子说当时心里压力很大，从那以后就开始出现轻微强迫症状，到现在越来越重。为了能够帮助丈夫，妻子就主动地帮助他检查，开始的时候挺管用的。他站在那里看着，妻子来查，基本上一两遍就已经足够了。这样病友很轻松，妻子也能很快地完成他的检查内容，要是靠病友自己不知道要花多长时间。可是好景不长，病友对妻子的要求开始升级，一开始是要求多查几遍，妻子拗不过他就多做几遍，反正也不费什么事情。可是他变本加厉，逐渐变成了十几遍，以后是几十遍，妻子根本就做不过来，很累。做不到病友就发脾气。

心声：我很委屈，为了他我已经付出很多了，他现在倒是不管我的死活了。我该怎么去对待他，是不管他，还是我坚持做下去他就会好？

分析：从这位妻子提供的情况看，她的丈夫有强迫检查的症状是很确定的。病友和妻子都明确对比出病前和病后的差异，说明强迫症状对生活的改变比较大。目前的问题是他的强迫症状逐步在扩展，强迫的方式也在变化。妻子的检查帮助在他那里已经成为他的强迫症状的一部分，所以他才会要求妻子的检查按照他的方法来实施。妻子做不到就如同他自己做不到一样。

对待家人有强迫症状的时候，我们当然要关心他，这没有问题。问题是关心的时候我们不要过于参与到他们的强迫症状之中。表面上好像我们帮助他们解决了问题，实际上可能是导致病友本人不愿解决病症，过度地依赖家人来实施，这种依赖不仅不能让病友独立解决问题，反而导致家人也陷入病友的症状。家人的身心状态下降，心理承受更多的压力，甚至产生更多的纠纷和冲突，让家庭陷入两难的状态。

对待这种情况，医生建议妻子首先要有一个明确的意识，病友的一些行为是处于疾病状态之中的，这些过分的要求并不是他真正的和正当的要求。所以妻子不要无限制地帮他去确认，而应该帮助他一起认识症状，及早地正规治疗，和医生接触探讨强迫的现象，增加疾病的知识。

当病友对妻子有很多强迫要求的时候，首先学会让自己说不。这样做的原因就是和症状要划清界限，逐步地给病友一个信息是这样的问题不是我能解决的，我个人的能力是不够的；二是逐步地可以帮助病友寻找外援——医生或者其他就诊的途径，否则病友会止步不前；三是在妻子那里不能获得确认，病友会逐步地寻找其他渡过强迫的办法，就不会不断地纠缠妻子，这样恶性循环的怪圈也就被打破了；四是真正帮助病友渡过困难的办法是告诉病友我们能理解你，目前我们遇到了困难，这些需要我们一起努力渡过，而不是这样去确认；五是逐步地转移病友的注意力，减少对症状的关注；六是仅仅在病友很需要的情况下才给予坚决的、简短的协助确认，这种情况一定要尽量少一些，并且确定的时候要很认真，帮助病友一起克服。

案例三　家有怀疑得艾滋病的女儿——母亲的无奈

病例：女性，16 岁，学生。

一个中年妇女走进诊室，说她女儿变了，她最近常常害怕自己感染艾滋病。她在外面大街上、居民楼上行走时，经常感觉有液体进入眼睛里，害怕是有人手上出血然后甩到她眼里，而这人恰好有艾滋病，便会传染给她。现在是夏天，大家穿的都是半袖，在超市里或人多的地方经常会胳膊碰到一起，她就会观察对方的胳膊，看他们的胳膊是否有破损。其中有个女的胳膊肘处都是伤口，像是摔的，不过已经结痂了。而这个孩子的胳膊肘处正好也有个脱了皮的小伤口，露出了红肉。于是她就特别恐惧，害怕人家有艾滋病传染给她。女儿经常说："妈妈，如果我这样就被感染了，太冤枉了啊！"孩子已经做了几次的艾滋病病毒化验检测了，医生说不必再做了，可以说是百分之百地没有问题，可是孩子还是不停地要求去做，遭到拒绝孩子就会哭。

心声：大夫，您经验丰富，您听说过有这样感染的吗？我该不该让孩子去做艾滋病病毒检查呢？请您帮忙！

分析：这样的感染肯定是没有的，因为从艾滋病病毒的疾病传播途径上来讲，孩子应该没有相关的经历，并且几次的艾滋病病毒化验检测都没有问题，医生也给予了相关的保证，应该从科学上说是有保证的。孩子所举的例子，如接触有伤口的身体和液体进入眼睛等途径并不是常规的传播途径，很多是可能的偶然现象而已，用很多偶然去预测必然不是最好的办法。并且从孩子的描述中可以感觉到很多诉说都加入了孩子的假设，如假设人家有艾滋病，如果接触到我的伤口等。假设太多，在层层的假设之上，也就失掉了判断的基底。再就是，孩子更多的描述中包含着害怕、担心、不愿、冤枉等情绪，应该说这些情绪可能对孩子的很多判断造成不利的影响。孩子关心的虽然是是否得艾滋病这件事情，但是问题的最核心部分是孩子放不下担心，以及被害怕和担心驱动的焦虑和行动。

关于是否让孩子做艾滋病病毒检查，我们可以尝试从以下几个方面入手：一是和孩子一起讨论孩子的担心和关于艾滋病的信息，尝试和孩子一起总结自己面临的困难。二是如果孩子能接受这些多数是自己的担心，那就可以和孩子一起讨论如何解决这个担心，可以采取什么样的技巧和方法避免，以及如何寻找专业医生的帮助。三是如果孩子不能接受这些是自己的担心，反复纠缠于做检查，可以和就诊的医生合作一起跟孩子作个约定，比如说这样的检查一般能说明三个月内的情况，如果不得不再次检查，也一般是在三个月之后等，这样帮助我们和孩子设定一个检查的间隔。时间间隔设立之后，大家严格遵守，这期间不做相关的检查，不商议检查的事项，期间可以和孩子协商其他的解决办法如咨询医生、寻找书籍证据等。四是如果孩子顽固地要求检查，根本不能接受任何劝说，也可以和孩子商议在做检查的同时去看专业的传染科医生寻求办法，看是否能通过专业医生的解释让孩子接受，并且靠专业医生的建议转诊到精神心理专科就诊。五是如果孩子一味地要求检查，根本不能听信任何医生的建议，必要的时候考虑咨询精神心理专科，决定是否需要部分强制性的诊疗介入。

当然这些情况需要具体问题具体分析，建议家长不要把问题简单化，最好能和精神心理科的医生合作，一同进行商议后逐步处理。

案例四　坐在马桶上下不来的妻子——绝望的丈夫

病例：女性，38 岁，主妇，怕脏、坐便时间长。

“您听说过这样的情况吗？她一坐马桶上就下不来。”一进门，一个中年男子就痛苦地诉说着。妻子是个非常仔细认真的人，因为家里经济条件不错，所以很早就辞了职，专心做家庭主妇。家里她打理得非常好，井井有条，丈夫什么也不用担心。来家的客人都对这个家庭赞不绝口。可是日子逐渐地变了，妻子在马桶上坐的时间越来越长，说是便后怕擦不干净，要非常小心地擦洗。“我能理解这个情况，排泄物嘛！谁都觉得不干净。”所以丈夫买了很多相关的清洗用品，并且妻子的卫生间她专用，以保持清洁。开始好了一点，后来不行了。丈夫就给她装了那种高级的清洗冲浴马桶，好了点，之后又不行了。家里厕所用的都是最好的，消耗也是最多的，可是妻子坐在马桶上的时间还是越来越长，由几分钟到几十分钟，到现在要一两个小时。所以妻子现在也不敢吃东西，因为怕上厕所。大家好言相劝都不行，她就说怕脏，每次要很小心地清洁，如果溅上了水，就从头开始再清洁。妻子也很痛苦，怕上厕所，有几次下来腿都肿起来了，裤子都提不上去了。并且现在孩子、家里她都管不了了，有一次上厕所两个小时，外面水壶都快烤干了，她也不管。孩子的饭菜也不管了，就让孩子拿钱自己到外面吃。可是让妻子来医院她怎么也不肯。

心声：她怎么了，我们该怎么办？

分析：从上面的信息来看，病友主要的苦恼是爱清洁和干净，导致上厕所的时间延长，主要是花大量的时间在清洗和按照自己的要求做事上。从爱干净和清洁本身来讲是人的天性，也是社会进步的要求，所以单纯从这一点不能肯定是问题。是不是问题可能更重点的是要看在这之上花费的时间和获得的效果，以及在生活中达到的目的，对自己和他人的影响。从丈夫提供的信息来看，花费的时间是一两个小时，并且为此而耽搁了家庭和生活。对病友自己的方面，如不敢吃东西，有几次下来腿都肿起来了，裤子都提不上去；对家庭方面，如外面水壶都快烤干了也不管，孩子的饭菜也不管了等，这些都说明病友在清洁方面的追求有过度的行为，并且给自己和他人都带来了巨大的痛苦。从这个角度说肯定就不是正常的现象了，并且可能是比较严重的强迫症状。

一般来讲医学上对强迫症状的严重度的判定，主要是看病友的痛苦体验和对外界的影响。两个方面都比较明显的时候肯定是严重强迫的表现。但是也有比较特例的情况如：①有的病友自己的强迫症状很多，但是可能自我对症状的识别并不清楚；②随着病期的延长，病友逐渐在耐受而痛苦感觉下降；③病友通过强迫他人做强迫动作来减少痛苦等。以上这些情况出现的时候病友可能痛苦程度很低或者根本不痛苦，但是这些症状对周围人尤其是家人的影响会非常大，所以此时从客观情况来对比也可以认定这是比较严重的强迫症。当然也有一部分病友从外表根本看不出强迫的症状，但是病友自身能够非常明确地体验到强迫症状对自我的攻击和影响，此时如果病友能够很清楚地表达症状的痛苦感觉，根据自我的评价程度和表现出的焦虑抑郁情绪也可能诊断是重症的强迫症。当然具体的诊断和评估还需要家人提供详细的病情介绍，由专业医生作出明确判断。

所以结合以上的判断，可以初步认为病友的强迫症状存在对周围很大的干扰，建议务必积极地诊断和治疗。对于她，可以首先由家人耐心地解释和说明，触动病友就诊的动机和目的。之后也可以借助专业医生的咨询意见来劝说就诊。如果以上均不能奏效，也在必要的时候考虑一次强制性的就诊，借助就诊的机会由医生直接进行相关的诊疗和指导意见，必要的时候只能违背病友的意愿进行强制治疗。

案例五　孩子使劲打自己的脸——孩子“分裂”了吗？

病例：男孩，16岁，高一学生，反复打自己的脸。

孩子得病快三年了，开始的时候很理智，什么都和家长说。以下是他开始有症状的时候写给妈妈的：

“我总在想一些很平常的事情，如买东西的时候想‘钱与物为什么能交换？这个交换规则谁制定的？如果不这样会怎么样……’这些想法会不断地蔓延下去，想到头痛为止。后来我干脆不买东西了，可以避免很多类似的情况。后来，更多的想法出现了：凡是生活上的事情都要排列、分析。如洗澡、洗衣服、做饭等，不排列、分析，就不知道怎么做，不知道排列到哪步再干。近一段时间，我出现了很多距离的感觉：我躺在床上，就出现为什么嘴和屁股离得这么近，而厨房和厕所的距离这么远等类似的问题。想不明白，就做不了事，几乎每时每刻都在想。妈妈对我说：‘你想得太离奇了，毫无意义！’但我不这样认为，我觉得非想不可，并且一定争取要想通，但总是想不通。我痛苦极了，帮帮我。”

这是病友以前的症状，孩子给妈妈写的，在医生的帮助下家长也逐渐知道这是强迫的症状，并且通过治疗也在一点点地好转。可是最近不知道为什么，他开始出现打自己脸的情况，啪啪地打，妈妈在隔壁的房间都可以听到。妈妈过来看的时候孩子已经把脸都打红了，问他为什么，他就说：“怎么想起来了，怎么想起来了，不应该想起来。”这几天更重了，要不是家长使劲拉着他的手，就打个没完。

心声：孩子是不是精神分裂了，人家说强迫是精神分裂的前兆，是吗？

分析：从病友妈妈提供的信息看，孩子开始的症状都是在琢磨一些生活中比较成规律的事实，并且为此而苦恼，可能存在强迫性穷思竭虑的症状；那些对外界感觉距离很远的现象也同样是强迫的症状，因为可能和人对外界的感觉结合在一起，所以给人很离奇的样子，实际上还是强迫现象。

至于后面出现的反复打脸的情况并不能一下子肯定就是强迫症状，还是需要医生对孩子进行问诊询问内心体验后才能确诊。因为强迫症状本身并不能完全从动作上给予诊断，更多的是要详细地询问病友的内心体验，这种体验出现的时间、体验的强度、内心的态度等都是诊断中必须要问及的。所以下诊断不能过于依赖表面的现象。

妈妈提到孩子说的“怎么想起来了，怎么想起来了，不应该想起来”，可以继续顺着这句话进行内心感受的探讨。如果孩子的解释是自己又想起以前的很多穷思竭虑的想法，而自己通过打脸来试图忘记或者阻止想法出现，这时候就提示强迫症状的可能最大。具体建议还是积极就诊。

再就是妈妈提到的是不是精神分裂了。精神分裂症是精神心理科的一个严重的疾病。严格意义来讲，这个疾病的诊断需要很深厚的专业知识，确诊必须要专科医生进行。从症状的表现上看，精神分裂症这个病的主要表现以幻觉、妄想、不协调的情感、社会高级意志减退等为主。所以从疾病的主要表现看和强迫症肯定不一样。但是疾病之间也会有一些症状交叉出现，就像头痛的症状可以在高血压、脑肿瘤中出现一样。强迫症状本身可以在任何一个精神心理疾病中出现，具体疾病诊断就要看哪个症状是核心，占据主要临床相的症状是什么。所以强迫症状同样可以出现在精神分裂症的病友中，但是通常除了这些症状之外肯定要有精神分裂症的一些特征性症状才能诊断精神分裂症。这个孩子目前只有“打脸”这一行为比较怪异，并且这个行为具体要看孩子如何解释，目前并没有幻觉、妄想等精神分裂症的症状，所以这样的怀疑不能协助诊断。

妈妈提到的强迫是精神分裂的前兆，这个说法非常不科学。有可能在精神分裂症的早期，病友还没有大量出现典型的精神分裂症的症状，此时可能只有强迫症状的表现，这个时候很可能按照目前症状的诊断而划分到强迫症，但是随着疾病的发展，最终在某个阶段出现精神分裂的症状，此时可以更改诊断为精神分裂症。所以这个诊断的过程需要有个比较长时间的随访观察，不可能在第一次就诊就完全预计得出来。目前虽然有一些症状的特点可以推测未来疾病的转归，但是并不是百分之百的确定。可能支持推测未来的转归不好，或者可能提示未来发展成精神分裂症的症状特点有：①强迫症状的特点非常不突出，病友没有明确的症状辨识能力，痛苦感和冲突感不强烈；②强迫症状的内容很荒谬，让人不能理解，并且病友在症状缓解的时候，也不能给予比较好的解释；③强迫症状使用抗强迫药物治疗困难，对心理治疗也没有良好的效果。

总体来说，我们不需要对病友的表现存在过于恐惧的心理，而是应针对一些不能理解的行为在他比较合作的时候与其探讨内心的想法，另外及时地向专业医生咨询确定可能存在的问题。

案例六　女友的怪异想法——我不能理解

病例：女性，24岁，大学毕业生。

这个病友平时人很好，看不出她有病，男友与她交往很多年了，彼此相爱，都已经谈到嫁娶的事情了，可是女孩和男友说她有“精神疾病”，不想和他结婚，怕耽误他的前程。

该病友说她总是有很多的恐惧感，比方说和男性擦身而过，会担心对方的生殖器碰到她的身上，怕精子会沿着衣服跑到隐私的地方让自己怀孕。她害怕别人蹭到自己身上，所以走路很小心地躲闪人群。另外她还担心，旅馆的马桶有前面的男性客人用过，会把精子留在上面，自己坐上去会粘上男性的精子。甚至，最近觉得有男性从身边走过，就会有精子飞到自己身上等。

男友说：“我们交往那么多年，我知道她非常纯洁，除了我这个男友她没有和任何男性有过越轨的行为，另外我也没有那么小气，该和男士交往的还是要交往，从来没有限制过她的。再就这么多年也从来没有听说过她有这个想法啊！她是不是骗我，不想和我结婚啊！”

心声：她真的有精神疾病吗？

分析：从上面男友提供的情况看，如果她不是真的想推辞和自己男友结婚的话，可能她所说的这些症状就是她的苦恼所在。该病友有很多的担心。这些担心可以深藏在她的心里，而与男友交往很长的时间内都没有被他察觉，说明她的症状可能是神经症的症状，也很有可能就是强迫性的担心。而症状没有完全被男友发现，可能是症状本身的强度不是很大，或者她的自我调节和控制能力还能够达到控制症状的状态。另外从病友的这些感受来看，其本身具有强迫症状的特点：反复地担心，担心的程度超过常人，自觉感受不同于他人，自我对此很苦恼。所以建议男友能够动员她积极地就诊和治疗。

关于精神疾病，从大体上讲，它的范畴非常广泛，包括重性的精神病（精神分裂症、抑郁症、躁狂症、双相情感障碍等疾病）、轻性的精神障碍（焦虑症、恐惧症、强迫症等神经症类的疾病）、酒精和药物相关的精神疾病、精神和睡眠问题、心理疾病等。而普通民众眼中的精神疾病通常指的是重性精神病，尤其是精神分裂症一类的疾病。所以该女孩是否有精神疾病要看对精神疾病的理解是如何的了。

这样的疾病划分有时候针对个体其实并不科学。因为疾病发生在每个人身上的时候，还需要结合个人情况进行分析。轻性的疾病有时候可以程度很重，同样需要住院、强制治疗、使用多种药物，而重性的疾病有时候程度可以很轻，只是简单的治疗也可以照样维持生活和家庭、社会的角色。所以建议不要从病名和症状上过多地研究和推测，这样的结果并不准确。更多的是应该和面诊的医生一起评估疾病的情况，把握真正的信息。

作为男友，是否结婚是您的选择，但是帮助自己爱着的人解除痛苦是您脱不下的责任和义务。强迫症其实并不可怕，我们无需再去揣测太多，积极地带着女友一起找专业的医生咨询吧，美好的未来在排除困难后肯定会出现的。

案例七　孩子的重复动作——要吃一辈子药吗?

病例：男性，18岁，学生。

孩子从十四岁起（小学五年级）出现重复动作，总是这屋看看，然后又到那屋看看，总是来回摆弄书包。家长到心理诊所咨询了一下，医生说不太严重，自己控制一下就会好。后来发现病情严重了，孩子看着自己的物品不让动，反复清点，用手记录一天的事情，想不出来就哭叫生气，后来没有办法上学了。在家天天记东西，总是想那些回忆不起来的事情，想不起就闹心，又有自残行为，有时说想跳楼，有时又想伤人，不让别人帮忙。那段的日子真苦啊！家人都快疯了，不知道怎么帮助他。

后来家长带孩子经过认真诊疗，孩子已经能快乐地上学了。现在家长的疑惑是："您和我说了，药物和心理治疗的时间要长一些，可是现在孩子很好了，他自己上学时吃药不是很方便，有时候会忘记服药，而我一直疑惑药物是不是需要继续用下去，要用多长时间，会不会毁掉孩子的大脑？孩子好了，我的担心又多了起来，以后怎么办？"

心声：药物要吃多久？药物会不会损害孩子的大脑呢？

分析：这个孩子已经度过了疾病治疗期，家长之前的担心已经解决，而这之后就进入了另外一个治疗期，实际就是康复期。康复期有更多要做的工作，像增加孩子对疾病的更多了解，学会识别和处理心理的压力，学会自我早期发现症状并处理症状等。其中最重要的一是药物的使用，二是心理的准备。

关于药物的使用，目前还是一个难点，是因为没有更准确的数据和医疗文献资料规定治疗的必须或者最短的期限，更多的需要医生判断病情和孩子的心理状态决定相应的治疗时间。所以这需要医生和孩子之间有一个长期的互相了解和配合最好。一般来说，如果具备以下几个条件会支持早些停药：①孩子在生病前的性格很开朗，不是典型的强迫性格；②发病有一定的生活诱发事件；③患病期间能保持一定的学习和生活效率；④病程呈发作性的；⑤患病的时间比较短，⑥直系近亲没有精神疾病史的。但是具体问题还是要个体化处理。

早停药的一个不好的可能是疾病会比较容易波动，或者在随后的压力中很快再次出现强迫的症状。所以医生一般会很慎重，要全面考虑停药之前的准备是否充分，停药的过程是否合适，心理的状态和目前的压力状态如何。之前的准备：需要让孩子了解强迫症是个怎样的疾病，自己在治疗中能够做些什么，在症状可能出现的早期学会去积极处理，如何面对压力等。其实除了一小部分是关于疾病的，更多的是要让孩子的人格得到成长，成长后才有可能克服将来出现的问题。停药的过程主要是控制减药的速度，药物很快地减少，可能会出现停药的不适反应，所以一般采用慢慢减量的方法，具体方式还是要个体化。另外选择合适的时机，就是避免在随后的时间内有比较重大的压力事件，如升学、考试、大的变动等。

关于药物是否损害大脑，这个说法并不完全正确。目前的药物肯定存在或多或少的不良反应，其实平时大家很常吃的感冒药和抗生素都是一样的，都是药物，不良反应都可能会存在。但是这些反应是否一定会出现，或者出现的程度是如何的，这就和个体差异有关系。一般医生在个体身上都不能够提前预计可能出现的不良反应，但是医生的责任是在使用的时候及时地观察和发现可能的不良反应出现，并及时地和病友、家属一起商议药物使用可能的利弊等情况，权衡治疗的风险和收益。相信没有一个医生愿意病友在自己的诊疗中出事，另外医生也会利用现有的知识帮助病友。对损害智力和大脑的事情要辩证地去看，很多人以为吃药后的不良反应如头晕、头痛、记忆力不好等就是损害的表现，其实这并不完全正确。这是因为一部分是服药后的不适反应，这些反应通常在刚开始用药的时候出现，而使用一段时间后病友会适应这种感受，反应就不会很明显，对人也就没有损害了。而有的病友的反应可能持续的时间偏长，此时就需要和医生一起商议可能的原因和相关的解决办法，有的可能是病友体质的不适应，有的可能是个人的敏感性，有的可能就是药物的反应等。所以，关于药物的使用，因为是处方药物，必须要在有资质的专业医生的指导下使用，确保用药的安全，另外自我有任何不适，及时和医生交流情况，一起分析和判断。

（闫　俊）